NÄHRWERTTABELLE
Gemüse, Obst und Nüsse

W0361181

Wichtiger Hinweis zur Benutzung dieses Ratgebers

Neben der Beschreibung der Krankheitsbilder verweist dieser Ratgeber auf die Behandlung mit Hilfe homöopathischer Heilmethoden und natürlicher Heilmittel. Dieser Ratgeber kann nicht den Arztbesuch ersetzen. Er soll lediglich die alternative Selbstheilung aufzeigen. Hinweise zu den einzelnen Beschwerden sind unbedingt zu beachten, genauso wie die angegebenen Dosierungsvorschriften. Gehen Sie vor allem kein Risiko ein – suchen Sie schnellstmöglich einen Arzt oder Apotheker auf – wenn Unsicherheiten über die Schwere und den Verlauf der Krankheit auftreten.

Die Naturmedizin kommt nicht ohne die heilende Wirkung von Giftpflanzen aus. Bei der Verwendung giftiger Pflanzen ist besondere Vorsicht geboten. Halten Sie sich streng an die angegebenen Dosierungen. Giftige Heilmittel und Pflanzen müssen vor dem Zugriff von Kindern geschützt und sicher aufbewahrt werden. Sollte es dennoch zur missbräuchlichen Verwendung giftiger Pflanzen kommen, konsultieren Sie unverzüglich einen Arzt oder Apotheker.

In allen Fällen steht Ihnen unter der Rufnummer
Berlin: (030) 1924-0, Bonn: (0228) 1924-0, Hamburg: (040) 1924-0, München: (089) 1924-0 auch die Hotline der Giftzentrale für eine sofortige Beratung zur Verfügung.

Der Begriff „Droge“, wie er in diesem Ratgeber bei den Beschreibungen von Heilpflanzen häufig verwendet wird, basiert auf dem pharmazeutischen Fachbegriff: „Droge = zu Arzneien verwendeter pflanzlicher oder tierischer Stoff“. Dies ist ein feststehender Terminus aus der medizinischen Wissenschaft und nicht zu verwechseln mit der Bezeichnung „Droge“ für Rauschmittel, wie sie umgangssprachlich verwendet wird.

Inhalt

Vorwort 3

Einführung 5

Tabelle 9

Vorwort

„Gesund sein und gesund bleiben" – ist das Motto dieser kleinen Ratgeberreihe, die eine Vielzahl von Einzelthemen umfasst.

Meinem verlegerischen Entschluss, ein solch umfangreiches Kompendium herauszugeben, ging die erklärte Absicht voraus, das gesamte – sehr weit reichende und umfassende Gebiet der Medizin und Gesundheit in einer Vielzahl von einzelnen Themenbüchern darzubieten. Dem Verbraucher sollte somit die Möglichkeit geboten werden, sich ausschließlich mit den Inhalten befassen zu können, die ihn in seinen derzeitigen Lebensumständen interessieren und mit denen er sich gezielt auseinandersetzen möchte. Dass dies in einer preiswerten Form möglich sein musste, war für mich eine weitere Maxime.

Die Verfasser hatten den Auftrag, die oftmals nur schwer verständliche Ausdrucksform der medizinischen Wissenschaft und Diagnostik in einer für Jedermann lesbaren Form zu präsentieren – auch das war mir ein wichtiges Anliegen, bei der Zusammenstellung der Inhalte.

Es mag in ferner Zukunft nicht mehr ungewöhnlich sein, durch Weiterentwicklungen in der medizinischen Wissenschaft, defekte Organe oder verschlissene Körperteile auszutauschen, wie Ersatzteile im Auto. Heute jedoch müssen wir uns damit abfinden, dass die wichtigste Aufgabe in unserem Leben nach wie vor darin besteht, mit unserem eigenen Körper so lange wie möglich auszukommen.

Durch gezielte Aufklärung über Krankheitsbilder und das rechtzeitige Erkennen von typischen Symptomen, wozu natürlich auch regelmäßig durchgeführte Vorsorgeuntersuchungen gehören, können wir uns vor dem Schlimmsten bewahren.

Natürliche Heilmittel, die uns die Natur in grandioser Vielfalt bietet, sind in den meisten Fällen lebensbegleitende Hilfe. Grund genug, im Inhalt dieser Ratgeber dem Bereich der Selbsthilfe breiten Raum zu widmen.

Heute wie in Zukunft gilt der medizinische Leitsatz: „Vorbeugen ist besser als Heilen" – denn schließlich ist Gesundheit unser wichtigstes Gut.

Auf dem Weg „gesund zu sein und zu bleiben" wünsche ich Ihnen viel Erfolg!

Ihr

Siegfried Lapawa

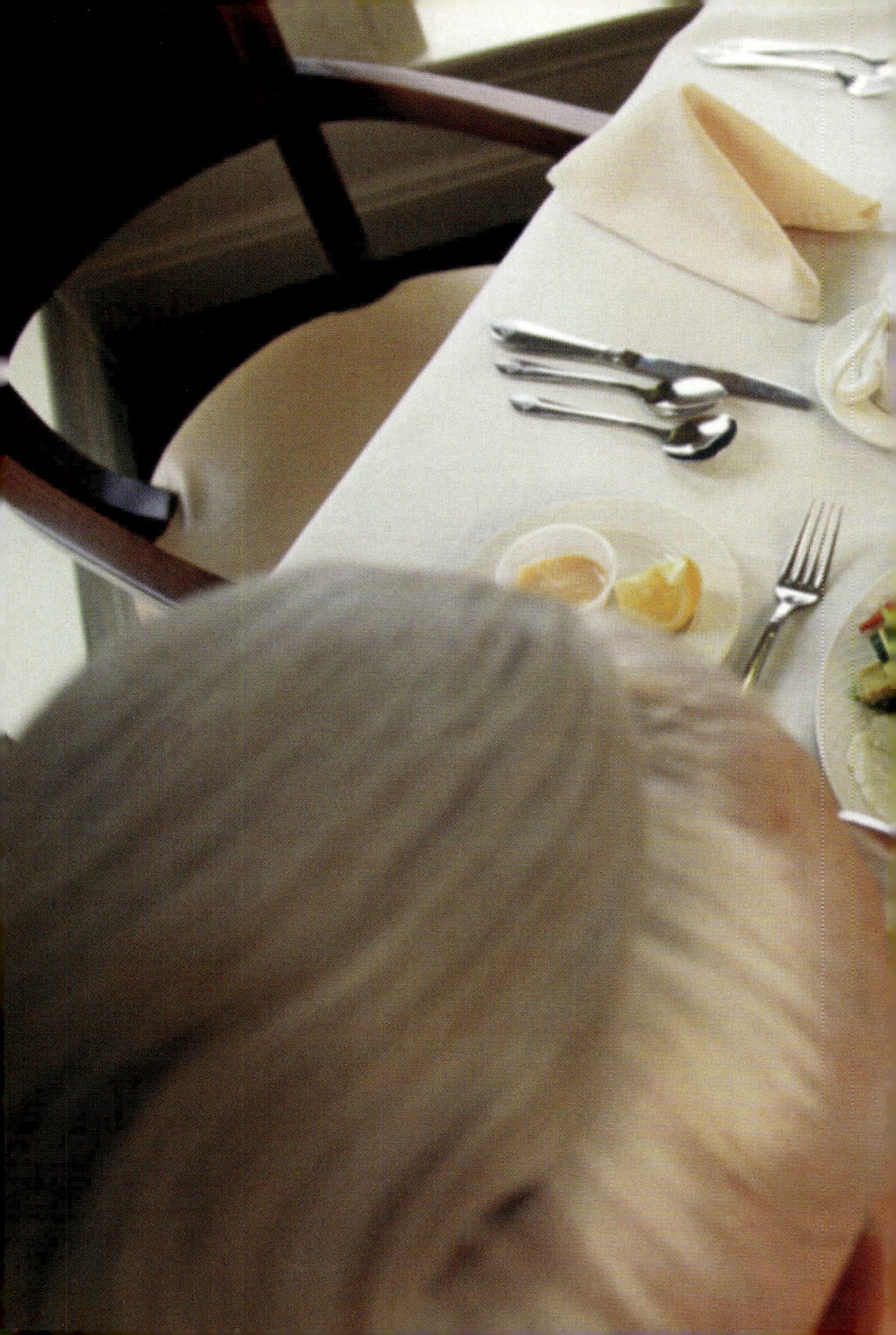

Einführung

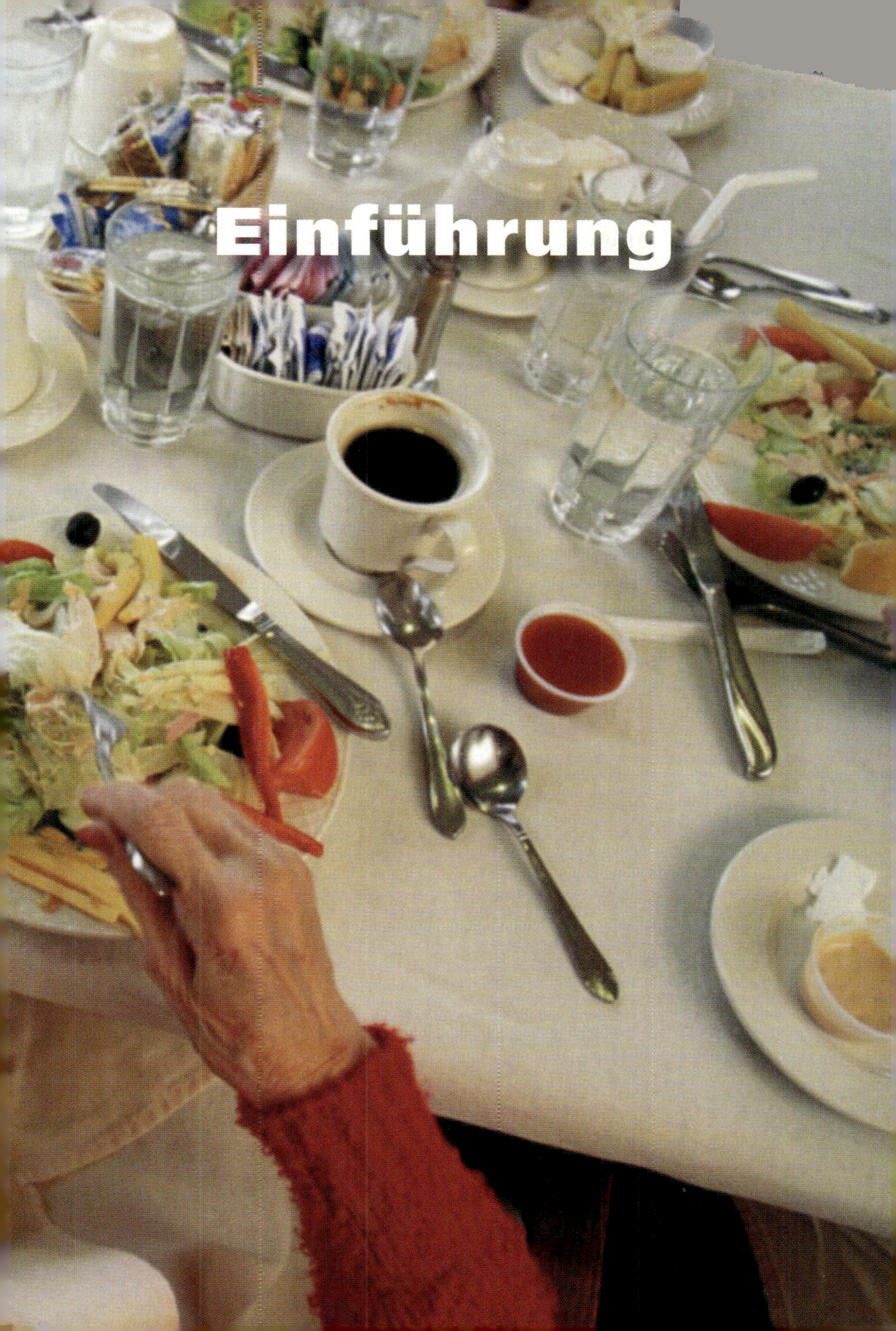

Der Mensch braucht zum Leben ständig verschiedene Stoffe, die ihm die nötige Energie für Wärme und Bewegung liefern sowie zum Aufbau von Körperzellen dienen. Er führt sich diese Substanzen über die Nahrung zu. Doch bevor die Nährstoffe im Stoffwechsel verarbeitet werden können, muss die Nahrung über die Verdauung zerkleinert und mithilfe von Enzymen in einfache Bestandteile zerlegt werden, damit sie über die Schleimhaut der Verdauungsorgane aufgenommen werden kann. Störungen in diesem Bereich haben gravierende Folgen für den gesamten Organismus und können eine Vielzahl unterschiedlicher Erkrankungen zur Folge haben.

Die Nahrung setzt sich aus den drei Nährstoffen Kohlenhydrate, Fette und Eiweiß sowie einer Vielzahl von biologischen Wirkstoffen, den sogenannten Vitalstoffen zusammen. Während die Nährstoffe die Grundbausteine für die Körperzellen sowie die notwendige Energie liefern, bilden die Vitalstoffe die Grundvoraussetzung, damit die Nährstoffe verdaut und über den Stoffwechsel richtig verarbeitet werden können. Zu den Vitalstoffen gehören die wasser- und fettlöslichen Vitamine, Mineralstoffe, Spurenelemente, Enzyme beziehungsweise Fermente, ungesättigten Fettsäuren, Aromastoffe und Faserstoffe (sogenannte Ballaststoffe). Bei einem Mangel auch nur eines Teils dieser biologischen Wirkstoffe kommt es auf Dauer zu Störungen bei den Verdauungsvorgängen und im Stoffwechsel. Eine Vielzahl von unterschiedlichsten Erkrankungen kann hierdurch entstehen.

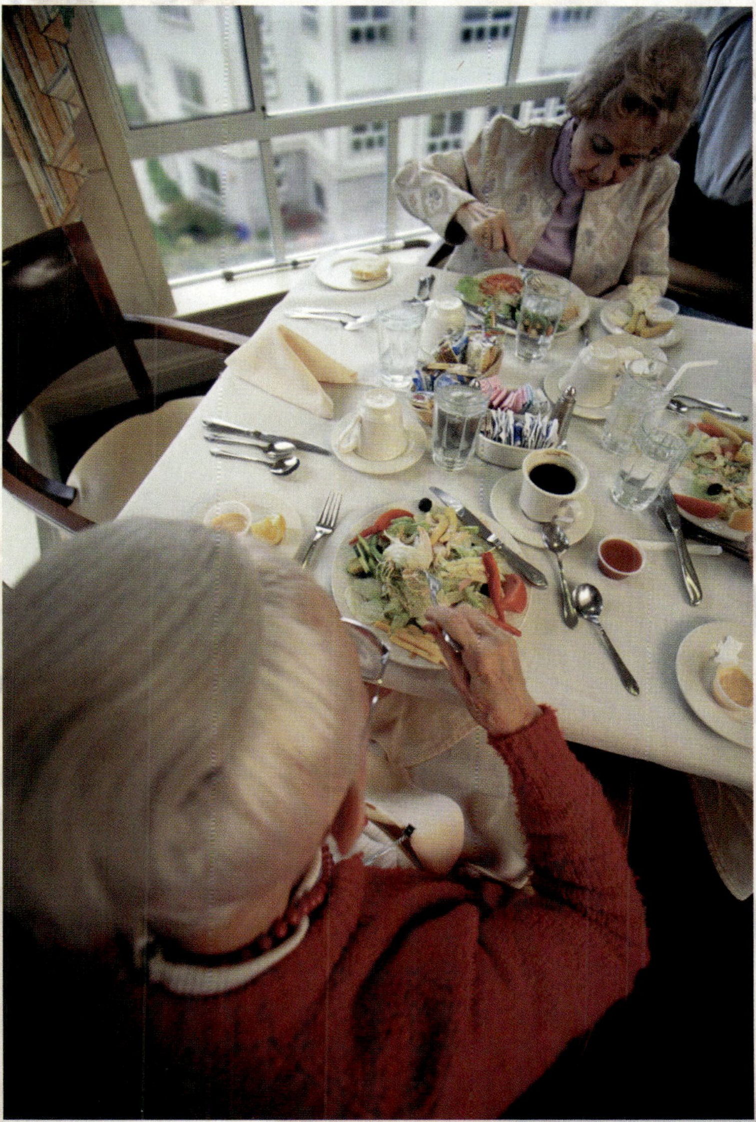

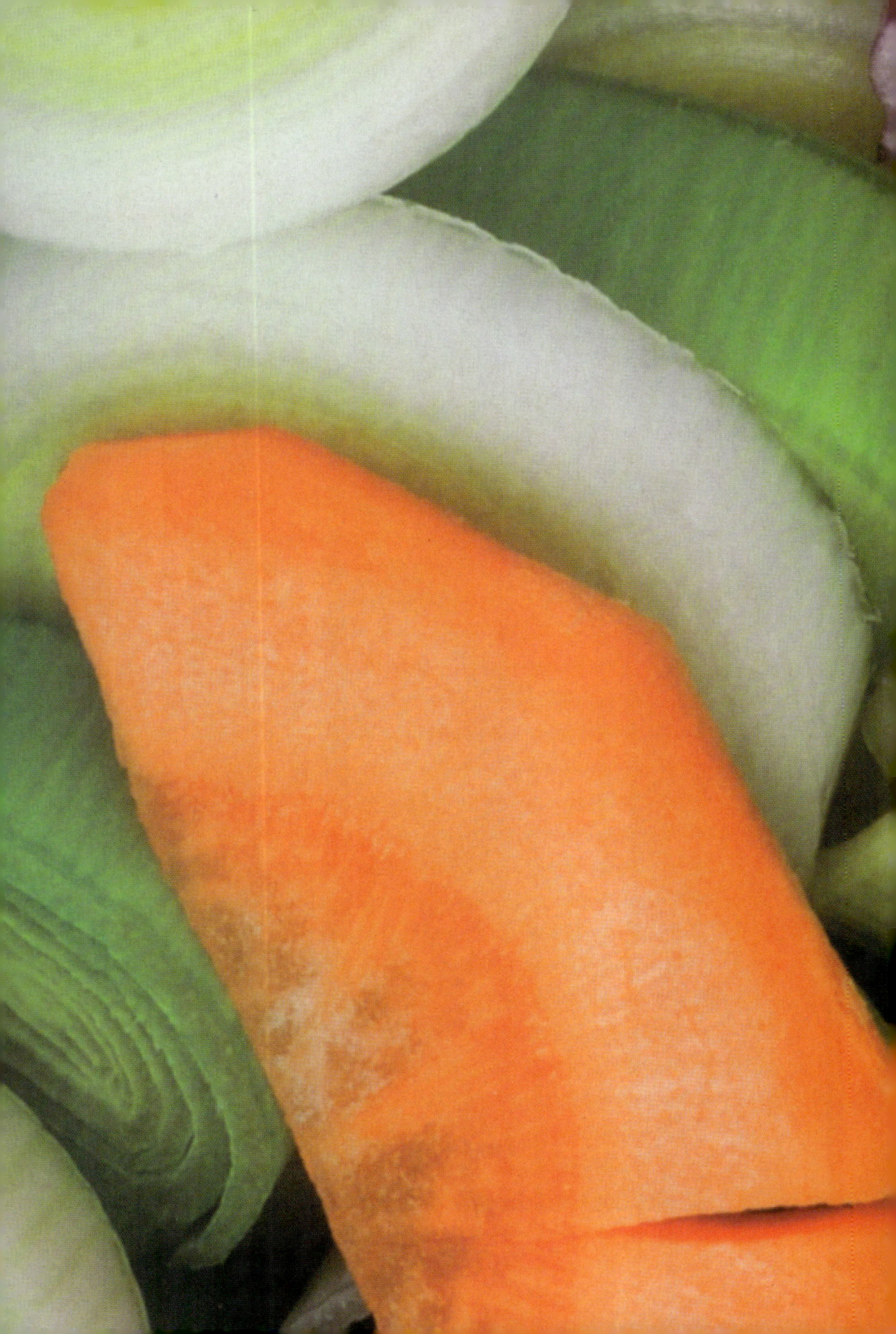

Tabelle

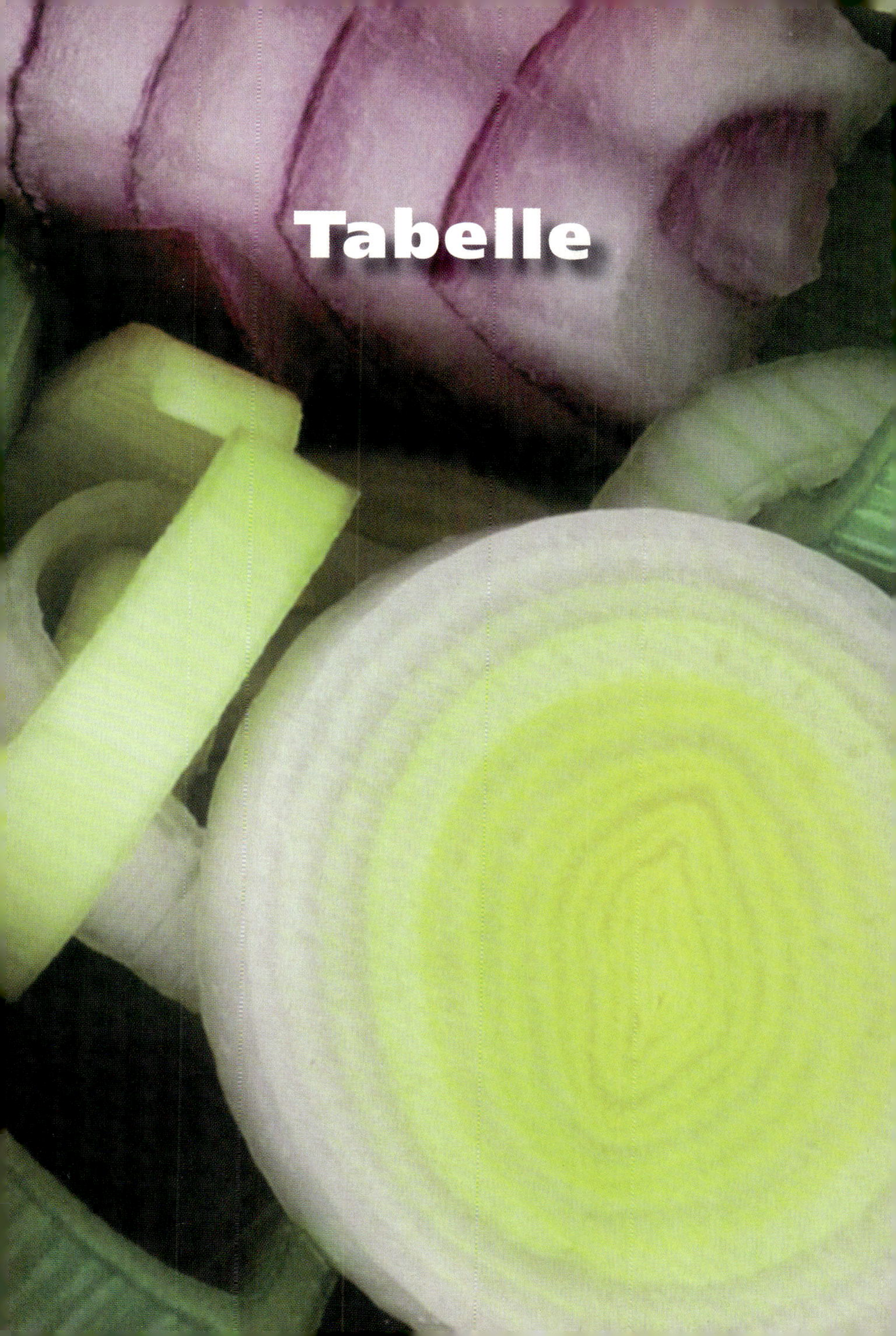

Gemüse

ARTISCHOCKE

Nährwerte		
Wasser	(g)	84,4
Zucker	(g)	–
Stärke	(g)	0
Faserstoffe	(g)	–
Gesamtstickstoff	(g)	0,18
Energie	kcal	15
	Kj	62
Eiweiß	(g)	1,1
Fett	(g)	+
Kohlenhydrate	(g)	2,7

Mineralien/ Spurenelemente		
Natrium	(mg)	15
Kalium	(mg)	330
Kalzium	(mg)	44
Magnesium	(mg)	27
Phosphor	(mg)	40
Eisen	(mg)	0,5
Kupfer	(mg)	0,09
Zink	(mg)	–
Schwefel	(mg)	16
Chlor	(mg)	84

Vitamine		
Vitamin A	(µg)	0
Carotin	(µg)	90
Vitamin D	(µg)	0
Vitamin B_1 (Thiamin)	(mg)	0,07
Vitamin B_2 (Riboflavin)	(mg)	0,03
Niacin (Nicotinsäureamid)	(mg)	0,01
Vitamin C	(mg)	0,4
Vitamin E	(mg)	3
Vitamin B_6	(mg)	0,07
Vitamin B_{12}	(µg)	0
Folsäure	(µg)	30
Pantothensäure	(mg)	0,21
Biotin	(µg)	4,1

AUBERGINE
roh

Nährwerte		
Wasser	(g)	93,4
Zucker	(g)	1,1
Stärke	(g)	0
Faserstoffe	(g)	1,5
Gesamtstickstoff	(g)	0,54
Energie	kcal	14
	kJ	62
Eiweiß	(g)	0,7
Fett	(g)	+
Kohlenhydrate	(g)	3,[illegible]

Mineralien/ Spurenelemente		
Natrium	(mg)	3
Kalium	(mg)	240
Kalzium	(mg)	10
Magnesium	(mg)	10
Phosphor	(mg)	12
Eisen	(mg)	0,4
Kupfer	(mg)	0,08
Zink	(mg)	–
Schwefel	(mg)	9
Chlor	(mg)	61

Vitamine		
Vitamin A	(µg)	0
Carotin	(µg)	+
Vitamin D	(µg)	0
Vitamin B_1 (Thiamin)	(mg)	0,05
Vitamin B_2 (Riboflavin)	(mg)	0,03
Niacin (Nicotinsäureamid)	(mg)	0,8
Vitamin C	(mg)	5
Vitamin E	(mg)	–
Vitamin B_6	(mg)	0,08
Vitamin B_{12}	(µg)	0
Folsäure	(µg)	20
Pantothensäure	(mg)	0,22
Biotin	(µg)	–

BETE, rote
gekocht

Nährwerte		
Wasser	(g)	82,7
Zucker	(g)	9,9
Stärke	(g)	0
Faserstoffe	(g)	2,5
Gesamtstickstoff	(g)	0,29
Energie	kcal	44
	kJ	189
Eiweiß	(g)	1,8
Fett	(g)	+
Kohlenhydrate	(g)	9,9

Mineralien/ Spurenelemente		
Natrium	(mg)	64
Kalium	(mg)	350
Kalzium	(mg)	30
Magnesium	(mg)	17
Phosphor	(mg)	36
Eisen	(mg)	0,4
Kupfer	(mg)	0,08
Zink	(mg)	0,4
Schwefel	(mg)	22
Chlor	(mg)	76

Vitamine		
Vitamin A	(µg)	0
Carotin	(µg)	+
Vitamin D	(µg)	0
Vitamin B_1 (Thiamin)	(mg)	0,02
Vitamin B_2 (Riboflavin)	(mg)	0,04
Niacin (Nicotinsäureamid)	(mg)	0,1
Vitamin C	(mg)	5
Vitamin E	(mg)	0
Vitamin B_6	(mg)	0,03
Vitamin B_{12}	(µg)	0
Folsäure	(µg)	50
Pantothensäure	(mg)	0,10
Biotin	(µg)	+

BETE, rote
roh

Nährwerte		
Wasser	(g)	87,1
Zucker	(g)	6,0
Stärke	(g)	0
Faserstoffe	(g)	3,1
Gesamtstickstoff	(g)	0,21
Energie	kcal	28
	kJ	118
Eiweiß	(g)	1,3
Fett	(g)	+
Kohlenhydrate	(g)	6,0

Mineralien/ Spurenelemente		
Natrium	(mg)	84
Kalium	(mg)	300
Kalzium	(mg)	25
Magnesium	(mg)	15
Phosphor	(mg)	32
Eisen	(mg)	0,4
Kupfer	(mg)	0,07
Zink	(mg)	0,4
Schwefel	(mg)	–
Chlor	(mg)	59

Vitamine		
Vitamin A	(µg)	0
Carotin	(µg)	+
Vitamin D	(µg)	0
Vitamin B_1 (Thiamin)	(mg)	0,03
Vitamin B_2 (Riboflavin)	(mg)	0,05
Niacin (Nicotinsäureamid)	(mg)	0,1
Vitamin C	(mg)	6
Vitamin E	(mg)	0
Vitamin B_6	(mg)	0,05
Vitamin B_{12}	(µg)	0
Folsäure	(µg)	90
Pantothensäure	(mg)	0,12
Biotin	(µg)	+

BLUMENKOHL gekocht

Nährwerte		
Wasser	(g)	94,5
Zucker	(g)	0,8
Stärke	(g)	+
Faserstoffe	(g)	1,8
Gesamtstickstoff	(g)	0,26
Energie	kcal	9
	kJ	40
Eiweiß	(g)	1,6
Fett	(g)	+
Kohlenhydrate	(g)	0,8
Mineralien/ Spurenelemente		
Natrium	(mg)	4
Kalium	(mg)	180
Kalzium	(mg)	18
Magnesium	(mg)	8
Phosphor	(mg)	32
Eisen	(mg)	0,4
Kupfer	(mg)	0,03
Zink	(mg)	0,2
Schwefel	(mg)	–
Chlor	(mg)	14
Vitamine		
Vitamin A	(µg)	0
Carotin	(µg)	30
Vitamin D	(µg)	0
Vitamin B_1 (Thiamin)	(mg)	0,06
Vitamin B_2 (Riboflavin)	(mg)	0,06
Niacin (Nicotinsäureamid)	(mg)	0,4
Vitamin C	(mg)	20
Vitamin E	(mg)	0,1
Vitamin B_6	(mg)	0,12
Vitamin B_{12}	(µg)	0
Folsäure	(µg)	49
Pantothensäure	(mg)	0,42
Biotin	(µg)	1,0

BLUMENKOHL roh

Nährwerte		
Wasser	(g)	92,7
Zucker	(g)	1,5
Stärke	(g)	+
Faserstoffe	(g)	3,7
Gesamtstickstoff	(g)	0,11
Energie	kcal	13
	kJ	56
Eiweiß	(g)	1,9
Fett	(g)	+
Kohlenhydrate	(g)	1,5
Mineralien/ Spurenelemente		
Natrium	(mg)	8
Kalium	(mg)	350
Kalzium	(mg)	21
Magnesium	(mg)	14
Phosphor	(mg)	45
Eisen	(mg)	0,5
Kupfer	(mg)	0,03
Zink	(mg)	0,3
Schwefel	(mg)	–
Chlor	(mg)	31
Vitamine		
Vitamin A	(µg)	0
Carotin	(µg)	30
Vitamin D	(µg)	0
Vitamin B_1 (Thiamin)	(mg)	0,10
Vitamin B_2 (Riboflavin)	(mg)	0,10
Niacin (Nicotinsäureamid)	(mg)	0,6
Vitamin C	(mg)	60
Vitamin E	(mg)	0,2
Vitamin B_6	(mg)	0,20
Vitamin B_{12}	(µg)	0
Folsäure	(µg)	39
Pantothensäure	(mg)	0,60
Biotin	(µg)	1,5

BOHNEN, grüne

Nährwerte		
Wasser	(g)	95,5
Zucker	(g)	0,8
Stärke	(g)	0,3
Faserstoffe	(g)	3,2
Gesamtstickstoff	(g)	0,12
Energie	kcal	7
	kJ	31
Eiweiß	(g)	0,8
Fett	(g)	+
Kohlenhydrate	(g)	1,1
Mineralien/ Spurenelemente		
Natrium	(mg)	3
Kalium	(mg)	100
Kalzium	(mg)	39
Magnesium	(mg)	10
Phosphor	(mg)	15
Eisen	(mg)	0,6
Kupfer	(mg)	0,10
Zink	(mg)	0,3
Schwefel	(mg)	8
Chlor	(mg)	11
Vitamine		
Vitamin A	(µg)	0
Carotin	(µg)	400
Vitamin D	(µg)	0
Vitamin B_1 (Thiamin)	(mg)	0,04
Vitamin B_2 (Riboflavin)	(mg)	0,07
Niacin (Nicotinsäureamid)	(mg)	0,3
Vitamin C	(mg)	5
Vitamin E	(mg)	0,2
Vitamin B_6	(mg)	0,06
Vitamin B_{12}	(µg)	0
Folsäure	(µg)	28
Pantothensäure	(mg)	0,07
Biotin	(µg)	0,8

BROKKOLI
gekocht

Nährwerte		
Wasser	(g)	91,5
Zucker	(g)	1,6
Stärke	(g)	0,1
Faserstoffe	(g)	2,9
Gesamtstickstoff	(g)	0,45
Energie	kcal	18
	kJ	78
Eiweiß	(g)	2,3
Fett	(g)	+
Kohlenhydrate	(g)	3,5

Mineralien/ Spurenelemente		
Natrium	(mg)	2
Kalium	(mg)	240
Kalzium	(mg)	25
Magnesium	(mg)	13
Phosphor	(mg)	51
Eisen	(mg)	0,5
Kupfer	(mg)	0,05
Zink	(mg)	0,4
Schwefel	(mg)	78
Chlor	(mg)	16

Vitamine		
Vitamin A	(µg)	0
Carotin	(µg)	400
Vitamin D	(µg)	0
Vitamin B_1 (Thiamin)	(mg)	0,06
Vitamin B_2 (Riboflavin)	(mg)	0,10
Niacin (Nicotinsäureamid)	(mg)	0,4
Vitamin C	(mg)	40
Vitamin E	(mg)	0,9
Vitamin B_6	(mg)	0,13
Vitamin B_{12}	(µg)	0
Folsäure	(µg)	87
Pantothensäure	(mg)	0,28
Biotin	(µg)	0,3

BROKKOLI
roh

Nährwerte		
Wasser	(g)	89,0
Zucker	(g)	2,5
Stärke	(g)	+
Faserstoffe	(g)	3,6
Gesamtstickstoff	(g)	0,52
Energie	kcal	23
	kJ	96
Eiweiß	(g)	3,3
Fett	(g)	+
Kohlenhydrate	(g)	2,5

Mineralien/ Spurenelemente		
Natrium	(mg)	12
Kalium	(mg)	340
Kalzium	(mg)	100
Magnesium	(mg)	18
Phosphor	(mg)	67
Eisen	(mg)	1,5
Kupfer	(mg)	0,07
Zink	(mg)	0,6
Schwefel	(mg)	–
Chlor	(mg)	55

Vitamine		
Vitamin A	(µg)	0
Carotin	(µg)	2500
Vitamin D	(µg)	0
Vitamin B_1 (Thiamin)	(mg)	0,10
Vitamin B_2 (Riboflavin)	(mg)	0,30
Niacin (Nicotinsäureamid)	(mg)	1,0
Vitamin C	(mg)	110
Vitamin E	(mg)	1,3
Vitamin B_6	(mg)	0,21
Vitamin B_{12}	(µg)	0
Folsäure	(µg)	90
Pantothensäure	(mg)	0,12
Biotin	(µg)	+

BRUNNENKRESSE
roh

Nährwerte		
Wasser	(g)	91,1
Zucker	(g)	0,6
Stärke	(g)	0,1
Faserstoffe	(g)	3,3
Gesamtstickstoff	(g)	0,46
Energie	kcal	14
	kJ	61
Eiweiß	(g)	2,9
Fett	(g)	+
Kohlenhydrate	(g)	0,7

Mineralien/ Spurenelemente		
Natrium	(mg)	60
Kalium	(mg)	310
Kalzium	(mg)	220
Magnesium	(mg)	17
Phosphor	(mg)	52
Eisen	(mg)	1,6
Kupfer	(mg)	0,14
Zink	(mg)	0,2
Schwefel	(mg)	130
Chlor	(mg)	160

Vitamine		
Vitamin A	(µg)	0
Carotin	(µg)	3000
Vitamin D	(µg)	0
Vitamin B_1 (Thiamin)	(mg)	0,10
Vitamin B_2 (Riboflavin)	(mg)	0,10
Niacin (Nicotinsäureamid)	(mg)	0,6
Vitamin C	(mg)	60
Vitamin E	(mg)	1,0
Vitamin B_6	(mg)	0,13
Vitamin B_{12}	(µg)	0
Folsäure	(µg)	–
Pantothensäure	(mg)	0,10
Biotin	(µg)	0,4

CHAMPIGNONS
gebacken

Nährwerte

Wasser	(g)	64,2
Zucker	(g)	0
Stärke	(g)	0
Faserstoffe	(g)	4,0
Gesamtstickstoff	(g)	0,90
Energie	kcal	210
	kJ	863
Eiweiß	(g)	2,2
Fett	(g)	22,3
Kohlenhydrate	(g)	0

Mineralien/ Spurenelemente

Natrium	(mg)	11
Kalium	(mg)	570
Kalzium	(mg)	4
Magnesium	(mg)	16
Phosphor	(mg)	170
Eisen	(mg)	1,3
Kupfer	(mg)	0,78
Zink	(mg)	0,1
Schwefel	(mg)	74
Chlor	(mg)	100

Vitamine

Vitamin A	(µg)	0
Carotin	(µg)	0
Vitamin D	(µg)	0
Vitamin B_1 (Thiamin)	(mg)	0,10
Vitamin B_2 (Riboflavin)	(mg)	0,40
Niacin (Nicotinsäureamid)	(mg)	4,0
Vitamin C	(mg)	3
Vitamin E	(mg)	+
Vitamin B_6	(mg)	0,06
Vitamin B_{12}	(µg)	0
Folsäure	(µg)	20
Pantothensäure	(mg)	1,4
Biotin	(µg)	–

CHAMPIGNONS
roh

Nährwerte

Wasser	(g)	91,5
Zucker	(g)	0
Stärke	(g)	0
Faserstoffe	(g)	2,5
Gesamtstickstoff	(g)	0,64
Energie	kcal	13
	kJ	53
Eiweiß	(g)	1,8
Fett	(g)	0,6
Kohlenhydrate	(g)	0

Mineralien/ Spurenelemente

Natrium	(mg)	9
Kalium	(mg)	470
Kalzium	(mg)	3
Magnesium	(mg)	13
Phosphor	(mg)	140
Eisen	(mg)	1,0
Kupfer	(mg)	0,64
Zink	(mg)	0,1
Schwefel	(mg)	34
Chlor	(mg)	85

Vitamine

Vitamin A	(µg)	0
Carotin	(µg)	0
Vitamin D	(µg)	0
Vitamin B_1 (Thiamin)	(mg)	0,10
Vitamin B_2 (Riboflavin)	(mg)	0,40
Niacin (Nicotinsäureamid)	(mg)	4,0
Vitamin C	(mg)	3
Vitamin E	(mg)	+
Vitamin B_6	(mg)	0,10
Vitamin B_{12}	(µg)	0
Folsäure	(µg)	23
Pantothensäure	(mg)	2,0
Biotin	(µg)	–

CHICOREE
roh

Nährwerte

Wasser	(g)	96,2
Zucker	(g)	–
Stärke	(g)	0
Faserstoffe	(g)	–
Gesamtstickstoff	(g)	0,12
Energie	kcal	9
	kJ	38
Eiweiß	(g)	0,8
Fett	(g)	+
Kohlenhydrate	(g)	1,5

Mineralien/ Spurenelemente

Natrium	(mg)	7
Kalium	(mg)	180
Kalzium	(mg)	18
Magnesium	(mg)	13
Phosphor	(mg)	21
Eisen	(mg)	0,7
Kupfer	(mg)	0,14
Zink	(mg)	0,2
Schwefel	(mg)	13
Chlor	(mg)	25

Vitamine

Vitamin A	(µg)	0
Carotin	(µg)	+
Vitamin D	(µg)	0
Vitamin B_1 (Thiamin)	(mg)	0,05
Vitamin B_2 (Riboflavin)	(mg)	0,05
Niacin (Nicotinsäureamid)	(mg)	0,5
Vitamin C	(mg)	4
Vitamin E	(mg)	–
Vitamin B_6	(mg)	0,05
Vitamin B_{12}	(µg)	0
Folsäure	(µg)	52
Pantothensäure	(mg)	–
Biotin	(µg)	–

ENDIVIENSALAT
roh

Nährwerte

Wasser	(g)	93,7
Zucker	(g)	1,0
Stärke	(g)	0
Faserstoffe	(g)	2,2
Gesamtstickstoff	(g)	0,28
Energie	kcal	11
	kJ	47
Eiweiß	(g)	1,8
Fett	(g)	+
Kohlenhydrate	(g)	1,0

Mineralien/ Spurenelemente

Natrium	(mg)	10
Kalium	(mg)	380
Kalzium	(mg)	44
Magnesium	(mg)	10
Phosphor	(mg)	67
Eisen	(mg)	2,3
Kupfer	(mg)	0,09
Zink	(mg)	–
Schwefel	(mg)	26
Chlor	(mg)	71

Vitamine

Vitamin A	(µg)	0
Carotin	(µg)	2000
Vitamin D	(µg)	0
Vitamin B_1 (Thiamin)	(mg)	0,06
Vitamin B_2 (Riboflavin)	(mg)	0,10
Niacin (Nicotin-säureamid)	(mg)	0,4
Vitamin C	(mg)	12
Vitamin E	(mg)	–
Vitamin B_6	(mg)	–
Vitamin B_{12}	(µg)	0
Folsäure	(µg)	330
Pantothensäure	(mg)	–
Biotin	(µg)	–

ERBSEN
getrocknet, gekocht

Nährwerte

Wasser	(g)	70,3
Zucker	(g)	0,9
Stärke	(g)	18,2
Faserstoffe	(g)	4,8
Gesamtstickstoff	(g)	1,11
Energie	kcal	103
	kJ	438
Eiweiß	(g)	6,9
Fett	(g)	0,4
Kohlenhydrate	(g)	19,1

Mineralien/ Spurenelemente

Natrium	(mg)	13
Kalium	(mg)	270
Kalzium	(mg)	24
Magnesium	(mg)	30
Phosphor	(mg)	110
Eisen	(mg)	1,4
Kupfer	(mg)	0,17
Zink	(mg)	1,0
Schwefel	(mg)	39
Chlor	(mg)	9

Vitamine

Vitamin A	(µg)	0
Carotin	(µg)	80
Vitamin D	(µg)	0
Vitamin B_1 (Thiamin)	(mg)	0,11
Vitamin B_2 (Riboflavin)	(mg)	0,07
Niacin (Nicotin-säureamid)	(mg)	1,0
Vitamin C	(mg)	+
Vitamin E	(mg)	+
Vitamin B_6	(mg)	–
Vitamin B_{12}	(µg)	0
Folsäure	(µg)	–
Pantothensäure	(mg)	–
Biotin	(µg)	–

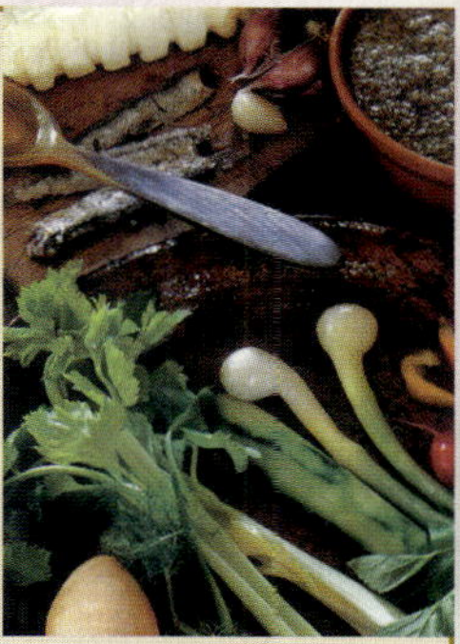

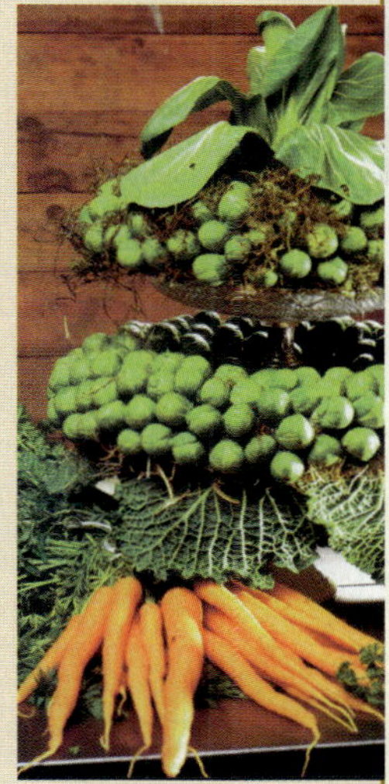

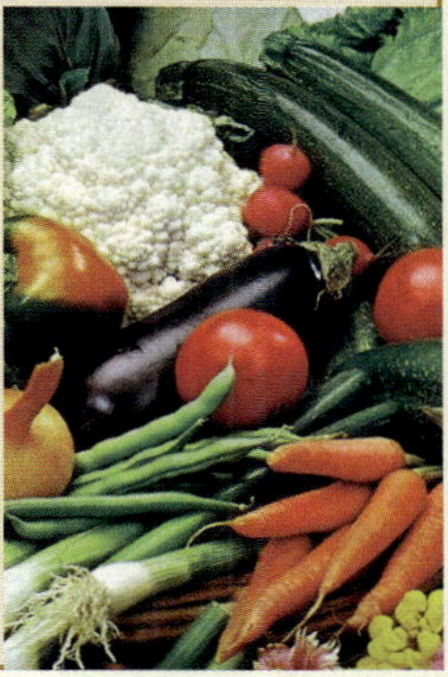

ERBSEN getrocknet, roh			**ERBSEN, grüne** gekocht			**ERBSEN, grüne** roh		
Nährwerte			**Nährwerte**			**Nährwerte**		
Wasser	(g)	13,3	Wasser	(g)	80,0	Wasser	(g)	78,5
Zucker	(g)	2,4	Zucker	(g)	1,8	Zucker	(g)	4,0
Stärke	(g)	47,6	Stärke	(g)	5,9	Stärke	(g)	6,6
Faserstoffe	(g)	16,7	Faserstoffe	(g)	5,2	Faserstoffe	(g)	5,2
Gesamtstickstoff	(g)	3,45	Gesamtstickstoff	(g)	0,80	Gesamtstickstoff	(g)	0,92
Energie	kcal	286	Energie	kcal	52	Energie	kcal	67
	kJ	1215		kJ	223		kJ	283
Eiweiß	(g)	21,6	Eiweiß	(g)	5,0	Eiweiß	(g)	5,8
Fett	(g)	1,3	Fett	(g)	0,4	Fett	(g)	0,4
Kohlenhydrate	(g)	50,0	Kohlenhydrate	(g)	7,7	Kohlenhydrate	(g)	10,6
Mineralien/ Spurenelemente			**Mineralien/ Spurenelemente**			**Mineralien/ Spurenelemente**		
Natrium	(mg)	38	Natrium	(mg)	+	Natrium	(mg)	1
Kalium	(mg)	990	Kalium	(mg)	170	Kalium	(mg)	340
Kalzium	(mg)	61	Kalzium	(mg)	13	Kalzium	(mg)	15
Magnesium	(mg)	116	Magnesium	(mg)	21	Magnesium	(mg)	30
Phosphor	(mg)	300	Phosphor	(mg)	83	Phosphor	(mg)	100
Eisen	(mg)	4,7	Eisen	(mg)	1,2	Eisen	(mg)	1,9
Kupfer	(mg)	0,49	Kupfer	(mg)	0,15	Kupfer	(mg)	0,23
Zink	(mg)	3,5	Zink	(mg)	0,5	Zink	(mg)	0,7
Schwefel	(mg)	130	Schwefel	(mg)	44	Schwefel	(mg)	50
Chlor	(mg)	60	Chlor	(mg)	8	Chlor	(mg)	38
Vitamine			**Vitamine**			**Vitamine**		
Vitamin A	(µg)	0	Vitamin A	(µg)	0	Vitamin A	(µg)	0
Carotin	(µg)	250	Carotin	(µg)	300	Carotin	(µg)	300
Vitamin D	(µg)	0	Vitamin D	(µg)	0	Vitamin D	(µg)	0
Vitamin B_1 (Thiamin)	(mg)	0,60	Vitamin B_1 (Thiamin)	(mg)	0,25	Vitamin B_1 (Thiamin)	(mg)	0,32
Vitamin B_2 (Riboflavin)	(mg)	0,30	Vitamin B_2 (Riboflavin)	(mg)	0,11	Vitamin B_2 (Riboflavin)	(mg)	0,15
Niacin (Nicotinsäureamid)	(mg)	3,0	Niacin (Nicotinsäureamid)	(mg)	1,5	Niacin (Nicotinsäureamid)	(mg)	2,5
Vitamin C	(mg)	+	Vitamin C	(mg)	15	Vitamin C	(mg)	25
Vitamin E	(mg)	+	Vitamin E	(mg)	+	Vitamin E	(mg)	+
Vitamin B_6	(mg)	0,13	Vitamin B_6	(mg)	0,10	Vitamin B_6	(mg)	0,16
Vitamin B_{12}	(µg)	0	Vitamin B_{12}	(µg)	0	Vitamin B_{12}	(µg)	0
Folsäure	(µg)	33	Folsäure	(µg)	–	Folsäure	(µg)	–
Pantothensäure	(mg)	2,0	Pantothensäure	(mg)	0,32	Pantothensäure	(mg)	0,75
Biotin	(µg)	–	Biotin	(µg)	0,4	Biotin	(µg)	0,5

JAMSWURZEL
gekocht

Nährwerte		
Wasser	(g)	65,8
Zucker	(g)	0,2
Stärke	(g)	29,6
Faserstoffe	(g)	3,9
Gesamtstickstoff	(g)	0,25
Energie	kcal	119
	kJ	508
Eiweiß	(g)	1,6
Fett	(g)	0,1
Kohlenhydrate	(g)	29,8

Mineralien/ Spurenelemente		
Natrium	(mg)	17
Kalium	(mg)	300
Kalzium	(mg)	9
Magnesium	(mg)	14
Phosphor	(mg)	33
Eisen	(mg)	0,3
Kupfer	(mg)	0,15
Zink	(mg)	0,4
Schwefel	(mg)	–
Chlor	(mg)	40

Vitamine		
Vitamin A	(µg)	0
Carotin	(µg)	12
Vitamin D	(µg)	0
Vitamin B_1 (Thiamin)	(mg)	0,05
Vitamin B_2 (Riboflavin)	(mg)	0,01
Niacin (Nicotinsäureamid)	(mg)	0,5
Vitamin C	(mg)	2
Vitamin E	(mg)	–
Vitamin B_6	(mg)	–
Vitamin B_{12}	(µg)	0
Folsäure	(µg)	6
Pantothensäure	(mg)	0,14
Biotin	(µg)	–

JAMSWURZEL
roh

Nährwerte		
Wasser	(g)	73,0
Zucker	(g)	1,0
Stärke	(g)	31,4
Faserstoffe	(g)	4,1
Gesamtstickstoff	(g)	0,32
Energie	kcal	131
	kJ	560
Eiweiß	(g)	2,0
Fett	(g)	0,2
Kohlenhydrate	(g)	32,4

Mineralien/ Spurenelemente		
Natrium	(mg)	–
Kalium	(mg)	500
Kalzium	(mg)	10
Magnesium	(mg)	40
Phosphor	(mg)	40
Eisen	(mg)	0,3
Kupfer	(mg)	0,16
Zink	(mg)	0,4
Schwefel	(mg)	–
Chlor	(mg)	–

Vitamine		
Vitamin A	(µg)	0
Carotin	(µg)	12
Vitamin D	(µg)	0
Vitamin B_1 (Thiamin)	(mg)	0,10
Vitamin B_2 (Riboflavin)	(mg)	0,03
Niacin (Nicotinsäureamid)	(mg)	0,4
Vitamin C	(mg)	10
Vitamin E	(mg)	–
Vitamin B_6	(mg)	–
Vitamin B_{12}	(µg)	0
Folsäure	(µg)	–
Pantothensäure	(mg)	0,63
Biotin	(µg)	–

KAROTTEN
gekocht

Nährwerte		
Wasser	(g)	91,1
Zucker	(g)	4,4
Stärke	(g)	0,1
Faserstoffe	(g)	3,0
Gesamtstickstoff	(g)	0,14
Energie	kcal	20
	kJ	87
Eiweiß	(g)	0,9
Fett	(g)	+
Kohlenhydrate	(g)	4,5

Mineralien/ Spurenelemente		
Natrium	(mg)	23
Kalium	(mg)	240
Kalzium	(mg)	29
Magnesium	(mg)	8
Phosphor	(mg)	30
Eisen	(mg)	0,4
Kupfer	(mg)	0,08
Zink	(mg)	0,3
Schwefel	(mg)	9
Chlor	(mg)	28

Vitamine		
Vitamin A	(µg)	0
Carotin	(µg)	6,000
Vitamin D	(µg)	0
Vitamin B_1 (Thiamin)	(mg)	0,05
Vitamin B_2 (Riboflavin)	(mg)	0,04
Niacin (Nicotinsäureamid)	(mg)	0,4
Vitamin C	(mg)	4
Vitamin E	(mg)	0,5
Vitamin B_6	(mg)	0,09
Vitamin B_{12}	(µg)	0
Folsäure	(µg)	8
Pantothensäure	(mg)	0,18
Biotin	(µg)	0,4

KARTOFFELMEHL			KARTOFFELMEHL verzehrfertige Zubereitung			KARTOFFELN Chips		
Nährwerte			**Nährwerte**			**Nährwerte**		
Wasser	(g)	7,2	Wasser	(g)	79,4	Wasser	(g)	47,0
Zucker	(g)	2,2	Zucker	(g)	0,5	Zucker	(g)	–
Stärke	(g)	71,0	Stärke	(g)	15,6	Stärke	(g)	–
Faserstoffe	(g)	16,5	Faserstoffe	(g)	3,6	Faserstoffe	(g)	–
Gesamtstickstoff	(g)	1,45	Gesamtstickstoff	(g)	0,32	Gesamtstickstoff	(g)	0,61
Energie	kcal	318	Energie	kcal	70	Energie	kcal	253
	kJ	1356		kJ	229		kJ	1065
Eiweiß	(g)	9,1	Eiweiß	(g)	2,0	Eiweiß	(g)	38
Fett	(g)	0,8	Fett	(g)	0,2	Fett	(g)	10,9
Kohlenhydrate	(g)	73,2	Kohlenhydrate	(g)	16,1	Kohlenhydrate	(g)	37,3
Mineralien/ Spurenelemente			**Mineralien/ Spurenelemente**			**Mineralien/ Spurenelemente**		
Natrium	(mg)	1190	Natrium	(mg)	260	Natrium	(mg)	12
Kalium	(mg)	1550	Kalium	(mg)	340	Kalium	(mg)	1020
Kalzium	(mg)	89	Kalzium	(mg)	20	Kalzium	(mg)	14
Magnesium	(mg)	69	Magnesium	(mg)	15	Magnesium	(mg)	43
Phosphor	(mg)	220	Phosphor	(mg)	48	Phosphor	(mg)	72
Eisen	(mg)	2,4	Eisen	(mg)	0,5	Eisen	(mg)	0,9
Kupfer	(mg)	0,37	Kupfer	(mg)	0,08	Kupfer	(mg)	0,27
Zink	(mg)	1,1	Zink	(mg)	0,2	Zink	(mg)	0,6
Schwefel	(mg)	–	Schwefel	(mg)	–	Schwefel	(mg)	45
Chlor	(mg)	1750	Chlor	(mg)	380	Chlor	(mg)	140
Vitamine			**Vitamine**			**Vitamine**		
Vitamin A	(µg)	0	Vitamin A	(µg)	0	Vitamin A	(µg)	0
Carotin	(µg)	+	Carotin	(µg)	+	Carotin	(µg)	+
Vitamin D	(µg)	0	Vitamin D	(µg)	0	Vitamin D	(µg)	0
Vitamin B_1 (Thiamin)	(mg)	0,04	Vitamin B_1 (Thiamin)	(mg)	0,01	Vitamin B_1 (Thiamin)	(mg)	0,10
Vitamin B_2 (Riboflavin)	(mg)	0,14	Vitamin B_2 (Riboflavin)	(mg)	0,03	Vitamin B_2 (Riboflavin)	(mg)	0,04
Niacin (Nicotinsäureamid)	(mg)	5,6	Niacin (Nicotinsäureamid)	(mg)	1,2	Niacin (Nicotinsäureamid)	(mg)	1,2
Vitamin C	(mg)	12	Vitamin C	(mg)	3	Vitamin C	(mg)	11
Vitamin E	(mg)	–	Vitamin E	(mg)	–	Vitamin E	(mg)	0,1
Vitamin B_6	(mg)	0,82	Vitamin B_6	(mg)	0,18	Vitamin B_6	(mg)	0,18
Vitamin B_{12}	(µg)	0	Vitamin B_{12}	(µg)	0	Vitamin B_{12}	(µg)	0
Folsäure	(µg)	24	Folsäure	(µg)	5	Folsäure	(µg)	10
Pantothensäure	(mg)	0,91	Pantothensäure	(mg)	0,20	Pantothensäure	(mg)	0,20
Biotin	(µg)	0,5	Biotin	(µg)	0,1	Biotin	(µg)	+

KARTOFFELN, alte
gebacken

Nährwerte		
Wasser	(g)	71,0
Zucker	(g)	0,6
Stärke	(g)	24,4
Faserstoffe	(g)	2,5
Gesamtstickstoff	(g)	0,41
Energie	kcal	105
	kJ	448
Eiweiß	(g)	2,5
Fett	(g)	0,1
Kohlenhydrate	(g)	20,3

Mineralien/ Spurenelemente		
Natrium	(mg)	6
Kalium	(mg)	550
Kalzium	(mg)	8
Magnesium	(mg)	24
Phosphor	(mg)	39
Eisen	(mg)	0,6
Kupfer	(mg)	0,15
Zink	(mg)	0,2
Schwefel	(mg)	34
Chlor	(mg)	76

Vitamine		
Vitamin A	(µg)	0
Carotin	(µg)	+
Vitamin D	(µg)	0
Vitamin B_1 (Thiamin)	(mg)	0,08
Vitamin B_2 (Riboflavin)	(mg)	0,03
Niacin (Nicotinsäureamid)	(mg)	1,0
Vitamin C	(mg)	8
Vitamin E	(mg)	0,1
Vitamin B_6	(mg)	0,14
Vitamin B_{12}	(µg)	0
Folsäure	(µg)	9
Pantothensäure	(mg)	0,16
Biotin	(µg)	+

KARTOFFELN, alte
gekocht

Nährwerte		
Wasser	(g)	80,5
Zucker	(g)	0,4
Stärke	(g)	19,3
Faserstoffe	(g)	1,0
Gesamtstickstoff	(g)	0,23
Energie	kcal	80
	kJ	343
Eiweiß	(g)	1,4
Fett	(g)	0,1
Kohlenhydrate	(g)	19,7

Mineralien/ Spurenelemente		
Natrium	(mg)	3
Kalium	(mg)	330
Kalzium	(mg)	4
Magnesium	(mg)	15
Phosphor	(mg)	29
Eisen	(mg)	0,3
Kupfer	(mg)	0,11
Zink	(mg)	0,2
Schwefel	(mg)	22
Chlor	(mg)	41

Vitamine		
Vitamin A	(µg)	0
Carotin	(µg)	+
Vitamin D	(µg)	0
Vitamin B_1 (Thiamin)	(mg)	0,08
Vitamin B_2 (Riboflavin)	(mg)	0,03
Niacin (Nicotinsäureamid)	(mg)	0,8
Vitamin C	(mg)	10
Vitamin E	(mg)	0,1
Vitamin B_6	(mg)	0,18
Vitamin B_{12}	(µg)	0
Folsäure	(µg)	10
Pantothensäure	(mg)	0,20
Biotin	(µg)	+

KARTOFFELN, neue
gekocht

Nährwerte		
Wasser	(g)	73,1
Zucker	(g)	0,4
Stärke	(g)	19,2
Faserstoffe	(g)	1,9
Gesamtstickstoff	(g)	0,35
Energie	kcal	76
	kJ	324
Eiweiß	(g)	1,6
Fett	(g)	0,1
Kohlenhydrate	(g)	18,3

Mineralien/ Spurenelemente		
Natrium	(mg)	41
Kalium	(mg)	330
Kalzium	(mg)	5
Magnesium	(mg)	20
Phosphor	(mg)	33
Eisen	(mg)	0,4
Kupfer	(mg)	0,15
Zink	(mg)	0,3
Schwefel	(mg)	24
Chlor	(mg)	46

Vitamine		
Vitamin A	(µg)	0
Carotin	(µg)	+
Vitamin D	(µg)	0
Vitamin B_1 (Thiamin)	(mg)	0,11
Vitamin B_2 (Riboflavin)	(mg)	0,03
Niacin (Nicotinsäureamid)	(mg)	1,2
Vitamin C	(mg)	18
Vitamin E	(mg)	0,1
Vitamin B_6	(mg)	0,20
Vitamin B_{12}	(µg)	0
Folsäure	(µg)	10
Pantothensäure	(mg)	0,20
Biotin	(µg)	+

KOPFSALAT
roh

Nährwerte		
Wasser	(g)	95,9
Zucker	(g)	1,2
Stärke	(g)	+
Faserstoffe	(g)	1,5
Gesamtstickstoff	(g)	0,16
Energie	kcal	12
	kJ	51
Eiweiß	(g)	1,0
Fett	(g)	0,4
Kohlenhydrate	(g)	1,2
Mineralien/ Spurenelemente		
Natrium	(mg)	9
Kalium	(mg)	240
Kalzium	(mg)	23
Magnesium	(mg)	8
Phosphor	(mg)	27
Eisen	(mg)	0,9
Kupfer	(mg)	0,03
Zink	(mg)	0,2
Schwefel	(mg)	–
Chlor	(mg)	53
Vitamine		
Vitamin A	(µg)	0
Carotin	(µg)	1000
Vitamin D	(µg)	0
Vitamin B_1 (Thiamin)	(mg)	0,07
Vitamin B_2 (Riboflavin)	(mg)	0,08
Niacin (Nicotinsäureamid)	(mg)	0,3
Vitamin C	(mg)	15
Vitamin E	(mg)	0,5
Vitamin B_6	(mg)	0,06
Vitamin B_{12}	(µg)	0
Folsäure	(µg)	34
Pantothensäure	(mg)	0,20
Biotin	(µg)	0,7

KÜRBIS
roh

Nährwerte		
Wasser	(g)	94,7
Zucker	(g)	2,7
Stärke	(g)	0,7
Faserstoffe	(g)	0,5
Gesamtstickstoff	(g)	0,10
Energie	kcal	15
	kJ	65
Eiweiß	(g)	0,6
Fett	(g)	+
Kohlenhydrate	(g)	3,4
Mineralien/ Spurenelemente		
Natrium	(mg)	1
Kalium	(mg)	310
Kalzium	(mg)	39
Magnesium	(mg)	8
Phosphor	(mg)	19
Eisen	(mg)	0,4
Kupfer	(mg)	0,08
Zink	(mg)	0,2
Schwefel	(mg)	10
Chlor	(mg)	37
Vitamine		
Vitamin A	(µg)	0
Carotin	(µg)	1500
Vitamin D	(µg)	0
Vitamin B_1 (Thiamin)	(mg)	0,04
Vitamin B_2 (Riboflavin)	(mg)	0,04
Niacin (Nicotinsäureamid)	(mg)	0,4
Vitamin C	(mg)	5
Vitamin E	(mg)	+
Vitamin B_6	(mg)	0,06
Vitamin B_{12}	(µg)	0
Folsäure	(µg)	13
Pantothensäure	(mg)	0,40
Biotin	(µg)	0,4

GURKE
roh

Nährwerte		
Wasser	(g)	96,4
Zucker	(g)	1,8
Stärke	(g)	0
Faserstoffe	(g)	0,4
Gesamtstickstoff	(g)	0,10
Energie	kcal	10
	kJ	43
Eiweiß	(g)	0,6
Fett	(g)	0,1
Kohlenhydrate	(g)	1,8
Mineralien/ Spurenelemente		
Natrium	(mg)	13
Kalium	(mg)	140
Kalzium	(mg)	23
Magnesium	(mg)	9
Phosphor	(mg)	24
Eisen	(mg)	0,3
Kupfer	(mg)	0,09
Zink	(mg)	0,1
Schwefel	(mg)	11
Chlor	(mg)	25
Vitamine		
Vitamin A	(µg)	0
Carotin	(µg)	+
Vitamin D	(µg)	0
Vitamin B_1 (Thiamin)	(mg)	0,04
Vitamin B_2 (Riboflavin)	(mg)	0,04
Niacin (Nicotinsäureamid)	(mg)	0,2
Vitamin C	(mg)	8
Vitamin E	(mg)	+
Vitamin B_6	(mg)	0,04
Vitamin B_{12}	(µg)	0
Folsäure	(µg)	16
Pantothensäure	(mg)	0,30
Biotin	(µg)	0,4

LAUCH
gekocht

Nährwerte

Wasser	(g)	90,8
Zucker	(g)	4,6
Stärke	(g)	0
Faserstoffe	(g)	3,9
Gesamtstickstoff	(g)	0,28
Energie	kcal	24
	kJ	104
Eiweiß	(g)	1 8
Fett	(g)	+
Kohlenhydrate	(g)	4 6

Mineralien/ Spurenelemente

Natrium	(mg)	6
Kalium	(mg)	280
Kalzium	(mg)	61
Magnesium	(mg)	13
Phosphor	(mg)	28
Eisen	(mg)	2,0
Kupfer	(mg)	0,09
Zink	(mg)	0,1
Schwefel	(mg)	49
Chlor	(mg)	43

Vitamine

Vitamin A	(µg)	0
Carotin	(µg)	40
Vitamin D	(µg)	0
Vitamin B_1 (Thiamin)	(mg)	0,07
Vitamin B_2 (Riboflavin)	(mg)	0,03
Niacin (Nicotinsäureamid)	(mg)	0,4
Vitamin C	(mg)	15
Vitamin E	(mg)	0,8
Vitamin B_6	(mg)	0,15
Vitamin B_{12}	(µg)	0
Folsäure	(µg)	–
Pantothensäure	(mg)	0,10
Biotin	(µg)	1,0

LAUCH
roh

Nährwerte

Wasser	(g)	86,0
Zucker	(g)	6,0
Stärke	(g)	0
Faserstoffe	(g)	3,1
Gesamtstickstoff	(g)	0,31
Energie	kcal	31
	kJ	128
Eiweiß	(g)	1,9
Fett	(g)	+
Kohlenhydrate	(g)	6,0

Mineralien/ Spurenelemente

Natrium	(mg)	9
Kalium	(mg)	310
Kalzium	(mg)	63
Magnesium	(mg)	10
Phosphor	(mg)	43
Eisen	(mg)	1,1
Kupfer	(mg)	0,10
Zink	(mg)	0,1
Schwefel	(mg)	–
Chlor	(mg)	43

Vitamine

Vitamin A	(µg)	0
Carotin	(µg)	40
Vitamin D	(µg)	0
Vitamin B_1 (Thiamin)	(mg)	0,10
Vitamin B_2 (Riboflavin)	(mg)	0,05
Niacin (Nicotinsäureamid)	(mg)	0,6
Vitamin C	(mg)	18
Vitamin E	(mg)	0,8
Vitamin B_6	(mg)	0,25
Vitamin B_{12}	(µg)	0
Folsäure	(µg)	–
Pantothensäure	(mg)	0,12
Biotin	(µg)	1,4

LINSEN
roh

Nährwerte

Wasser	(g)	12,2
Zucker	(g)	2,4
Stärke	(g)	50,8
Faserstoffe	(g)	11,7
Gesamtstickstoff	(g)	3,80
Energie	kcal	304
	kJ	1293
Eiweiß	(g)	23,8
Fett	(g)	1,0
Kohlenhydrate	(g)	53,2

Mineralien/ Spurenelemente

Natrium	(mg)	36
Kalium	(mg)	670
Kalzium	(mg)	39
Magnesium	(mg)	77
Phosphor	(mg)	240
Eisen	(mg)	7,6
Kupfer	(mg)	0,58
Zink	(mg)	3,1
Schwefel	(mg)	120
Chlor	(mg)	66

Vitamine

Vitamin A	(µg)	0
Carotin	(µg)	60
Vitamin D	(µg)	0
Vitamin B_1 (Thiamin)	(mg)	0,50
Vitamin B_2 (Riboflavin)	(mg)	0,20
Niacin (Nicotinsäureamid)	(mg)	2,0
Vitamin C	(mg)	+
Vitamin E	(mg)	–
Vitamin B_6	(mg)	0,60
Vitamin B_{12}	(µg)	0
Folsäure	(µg)	35
Pantothensäure	(mg)	1,36
Biotin	(µg)	–

LINSEN gekocht			MAIS gekocht			MEERRETTICH roh		
Nährwerte			**Nährwerte**			**Nährwerte**		
Wasser	(g)	72,1	Wasser	(g)	65,1	Wasser	(g)	93,3
Zucker	(g)	0,8	Zucker	(g)	1,7	Zucker	(g)	2,8
Stärke	(g)	16,2	Stärke	(g)	21,1	Stärke	(g)	0
Faserstoffe	(g)	3,7	Faserstoffe	(g)	4,7	Faserstoffe	(g)	1,0
Gesamtstickstoff	(g)	1,22	Gesamtstickstoff	(g)	0,65	Gesamtstickstoff	(g)	0,16
Energie	kcal	99	Energie	kcal	123	Energie	kcal	15
	kJ	420		kJ	520		kJ	62
Eiweiß	(g)	23,8	Eiweiß	(g)	4,1	Eiweiß	(g)	1,0
Fett	(g)	1,0	Fett	(g)	2,3	Fett	(g)	+
Kohlenhydrate	(g)	53,2	Kohlenhydrate	(g)	22,8	Kohlenhydrate	(g)	2,8
Mineralien/ Spurenelemente			**Mineralien/ Spurenelemente**			**Mineralien/ Spurenelemente**		
Natrium	(mg)	12	Natrium	(mg)	1	Natrium	(mg)	59
Kalium	(mg)	210	Kalium	(mg)	280	Kalium	(mg)	240
Kalzium	(mg)	13	Kalzium	(mg)	4	Kalzium	(mg)	44
Magnesium	(mg)	25	Magnesium	(mg)	45	Magnesium	(mg)	11
Phosphor	(mg)	77	Phosphor	(mg)	120	Phosphor	(mg)	27
Eisen	(mg)	2,4	Eisen	(mg)	0,9	Eisen	(mg)	1,9
Kupfer	(mg)	0,19	Kupfer	(mg)	0,15	Kupfer	(mg)	0,13
Zink	(mg)	1,0	Zink	(mg)	1,0	Zink	(mg)	0,1
Schwefel	(mg)	39	Schwefel	(mg)	–	Schwefel	(mg)	38
Chlor	(mg)	20	Chlor	(mg)	14	Chlor	(mg)	19
Vitamine			**Vitamine**			**Vitamine**		
Vitamin A	(µg)	0	Vitamin A	(µg)	0	Vitamin A	(µg)	0
Carotin	(µg)	20	Carotin	(µg)	240	Carotin	(µg)	+
Vitamin D	(µg)	0	Vitamin D	(µg)	0	Vitamin D	(µg)	0
Vitamin B_1 (Thiamin)	(mg)	0,11	Vitamin B_1 (Thiamin)	(mg)	0,15	Vitamin B_1 (Thiamin)	(mg)	0,04
Vitamin B_2 (Riboflavin)	(mg)	0,04	Vitamin B_2 (Riboflavin)	(mg)	0,08	Vitamin B_2 (Riboflavin)	(mg)	0,02
Niacin (Nicotinsäureamid)	(mg)	0,4	Niacin (Nicotinsäureamid)	(mg)	1,8	Niacin (Nicotinsäureamid)	(mg)	0,2
Vitamin C	(mg)	+	Vitamin C	(mg)	12	Vitamin C	(mg)	25
Vitamin E	(mg)	–	Vitamin E	(mg)	0,8	Vitamin E	(mg)	0
Vitamin B_6	(mg)	0,11	Vitamin B_6	(mg)	0,16	Vitamin B_6	(mg)	0,10
Vitamin B_{12}	(µg)	0	Vitamin B_{12}	(µg)	0	Vitamin B_{12}	(µg)	0
Folsäure	(µg)	5	Folsäure	(µg)	33	Folsäure	(µg)	24
Pantothensäure	(mg)	0,31	Pantothensäure	(mg)	0,38	Pantothensäure	(mg)	0,18
Biotin	(µg)	–	Biotin	(µg)	–	Biotin	(µg)	–

OKRA
roh

Nährwerte		
Wasser	(g)	90,0
Zucker	(g)	2,3
Stärke	(g)	+
Faserstoffe	(g)	3,2
Gesamtstickstoff	(g)	0,32
Energie	kcal	17
	kJ	71
Eiweiß	(g)	2,0
Fett	(g)	+
Kohlenhydrate	(g)	2,3

Mineralien/ Spurenelemente		
Natrium	(mg)	7
Kalium	(mg)	170
Kalzium	(mg)	70
Magnesium	(mg)	60
Phosphor	(mg)	60
Eisen	(mg)	1,0
Kupfer	(mg)	0,19
Zink	(mg)	–
Schwefel	(mg)	30
Chlor	(mg)	41

Vitamine		
Vitamin A	(µg)	0
Carotin	(µg)	90
Vitamin D	(µg)	0
Vitamin B_1 (Thiamin)	(mg)	0,10
Vitamin B_2 (Riboflavin)	(mg)	0,10
Niacin (Nicotinsäureamid)	(mg)	1,0
Vitamin C	(mg)	25
Vitamin E	(mg)	–
Vitamin B_6	(mg)	0,10
Vitamin B_{12}	(µg)	0
Folsäure	(µg)	16
Pantothensäure	(mg)	0,14
Biotin	(µg)	0,9

PASTINAKE
gekocht

Nährwerte		
Wasser	(g)	83,2
Zucker	(g)	2,7
Stärke	(g)	10,8
Faserstoffe	(g)	2,5
Gesamtstickstoff	(g)	0,20
Energie	kcal	56
	kJ	238
Eiweiß	(g)	1,3
Fett	(g)	+
Kohlenhydrate	(g)	13,5

Mineralien/ Spurenelemente		
Natrium	(mg)	4
Kalium	(mg)	290
Kalzium	(mg)	36
Magnesium	(mg)	13
Phosphor	(mg)	32
Eisen	(mg)	0,5
Kupfer	(mg)	0,10
Zink	(mg)	0,1
Schwefel	(mg)	15
Chlor	(mg)	33

Vitamine		
Vitamin A	(µg)	0
Carotin	(µg)	+
Vitamin D	(µg)	0
Vitamin B_1 (Thiamin)	(mg)	0,07
Vitamin B_2 (Riboflavin)	(mg)	0,06
Niacin (Nicotinsäureamid)	(mg)	0,7
Vitamin C	(mg)	10
Vitamin E	(mg)	1,0
Vitamin B_6	(mg)	0,06
Vitamin B_{12}	(µg)	0
Folsäure	(µg)	–
Pantothensäure	(mg)	0,75
Biotin	(µg)	0,5

PASTINAKE
roh

Nährwerte		
Wasser	(g)	78,7
Zucker	(g)	+
Stärke	(g)	0
Faserstoffe	(g)	9,1
Gesamtstickstoff	(g)	0,83
Energie	kcal	49
	kJ	210
Eiweiß	(g)	1,7
Fett	(g)	+
Kohlenhydrate	(g)	11,3

Mineralien/ Spurenelemente		
Natrium	(mg)	17
Kalium	(mg)	340
Kalzium	(mg)	55
Magnesium	(mg)	22
Phosphor	(mg)	69
Eisen	(mg)	0,6
Kupfer	(mg)	0,10
Zink	(mg)	0,1
Schwefel	(mg)	17
Chlor	(mg)	41

Vitamine		
Vitamin A	(µg)	0
Carotin	(µg)	+
Vitamin D	(µg)	0
Vitamin B_1 (Thiamin)	(mg)	0,10
Vitamin B_2 (Riboflavin)	(mg)	0,08
Niacin (Nicotinsäureamid)	(mg)	1,0
Vitamin C	(mg)	15
Vitamin E	(mg)	1,0
Vitamin B_6	(mg)	0,10
Vitamin B_{12}	(µg)	0
Folsäure	(µg)	67
Pantothensäure	(mg)	0,50
Biotin	(µg)	0,1

PETERSILIE roh			PFEFFER, grüner gekocht			PFEFFER, grüner roh		
Nährwerte			**Nährwerte**			**Nährwerte**		
Wasser	(g)	78,7	Wasser	(g)	93,7	Wasser	(g)	93,5
Zucker	(g)	+	Zucker	(g)	1,7	Zucker	(g)	2,2
Stärke	(g)	0	Stärke	(g)	0,1	Stärke	(g)	+
Faserstoffe	(g)	9,1	Faserstoffe	(g)	0,9	Faserstoffe	(g)	0,9
Gesamtstickstoff	(g)	0,83	Gesamtstickstoff	(g)	0,15	Gesamtstickstoff	(g)	0,15
Energie	kcal	21	Energie	kcal	14	Energie	kcal	15
	kJ	88		kJ	59		kJ	65
Eiweiß	(g)	5,2	Eiweiß	(g)	0,9	Eiweiß	(g)	0,9
Fett	(g)	+	Fett	(g)	0,4	Fett	(g)	0,4
Kohlenhydrate	(g)	+	Kohlenhydrate	(g)	2,2	Kohlenhydrate	(g)	1,8
Mineralien/ Spurenelemente			**Mineralien/ Spurenelemente**			**Mineralien/ Spurenelemente**		
Natrium	(mg)	33	Natrium	(mg)	2	Natrium	(mg)	2
Kalium	(mg)	1080	Kalium	(mg)	170	Kalium	(mg)	170
Kalzium	(mg)	330	Kalzium	(mg)	9	Kalzium	(mg)	9
Magnesium	(mg)	53	Magnesium	(mg)	10	Magnesium	(mg)	11
Phosphor	(mg)	130	Phosphor	(mg)	22	Phosphor	(mg)	95
Eisen	(mg)	8,0	Eisen	(mg)	0,4	Eisen	(mg)	0,4
Kupfer	(mg)	0,52	Kupfer	(mg)	0,06	Kupfer	(mg)	0,07
Zink	(mg)	0,9	Zink	(mg)	0,2	Zink	(mg)	0,2
Schwefel	(mg)	–	Schwefel	(mg)	–	Schwefel	(mg)	–
Chlor	(mg)	160	Chlor	(mg)	15	Chlor	(mg)	18
Vitamine			**Vitamine**			**Vitamine**		
Vitamin A	(µg)	0	Vitamin A	(µg)	0	Vitamin A	(µg)	0
Carotin	(µg)	7000	Carotin	(µg)	200	Carotin	(µg)	200
Vitamin D	(µg)	0	Vitamin D	(µg)	0	Vitamin D	(µg)	0
Vitamin B_1 (Thiamin)	(mg)	0,15	Vitamin B_1 (Thiamin)	(mg)	0,01	Vitamin B_1 (Thiamin)	(mg)	+
Vitamin B_2 (Riboflavin)	(mg)	0,30	Vitamin B_2 (Riboflavin)	(mg)	0,02	Vitamin B_2 (Riboflavin)	(mg)	0,03
Niacin (Nicotin-säureamid)	(mg)	1,0	Niacin (Nicotin-säureamid)	(mg)	0,6	Niacin (Nicotin-säureamid)	(mg)	0,7
Vitamin C	(mg)	150	Vitamin C	(mg)	60	Vitamin C	(mg)	100
Vitamin E	(mg)	1,8	Vitamin E	(mg)	0,8	Vitamin E	(mg)	0,8
Vitamin B_6	(mg)	0,20	Vitamin B_6	(mg)	0,14	Vitamin B_6	(mg)	0,17
Vitamin B_{12}	(µg)	0	Vitamin B_{12}	(µg)	0	Vitamin B_{12}	(µg)	0
Folsäure	(µg)	–	Folsäure	(µg)	11	Folsäure	(µg)	11
Pantothensäure	(mg)	0,30	Pantothensäure	(mg)	0,16	Pantothensäure	(mg)	0,23
Biotin	(µg)	0,4	Biotin	(µg)	–	Biotin	(µg)	–

RADIESCHEN
roh

Nährwerte		
Wasser	(g)	74,7
Zucker	(g)	7,3
Stärke	(g)	3,7
Faserstoffe	(g)	8,3
Gesamtstickstoff	(g)	0,72
Energie	kcal	59
	kJ	253
Eiweiß	(g)	4,5
Fett	(g)	+
Kohlenhydrate	(g)	11,0

Mineralien/ Spurenelemente		
Natrium	(mg)	8
Kalium	(mg)	580
Kalzium	(mg)	120
Magnesium	(mg)	36
Phosphor	(mg)	70
Eisen	(mg)	2,0
Kupfer	(mg)	0,14
Zink	(mg)	–
Schwefel	(mg)	210
Chlor	(mg)	19

Vitamine		
Vitamin A	(µg)	0
Carotin	(µg)	0
Vitamin D	(µg)	0
Vitamin B_1 (Thiamin)	(mg)	0,05
Vitamin B_2 (Riboflavin)	(mg)	0,03
Niacin (Nicotinsäureamid)	(mg)	0,5
Vitamin C	(mg)	0,7
Vitamin E	(mg)	120
Vitamin B_6	(mg)	–
Vitamin B_{12}	(µg)	0,15
Folsäure	(µg)	0
Pantothensäure	(mg)	–
Biotin	(µg)	–

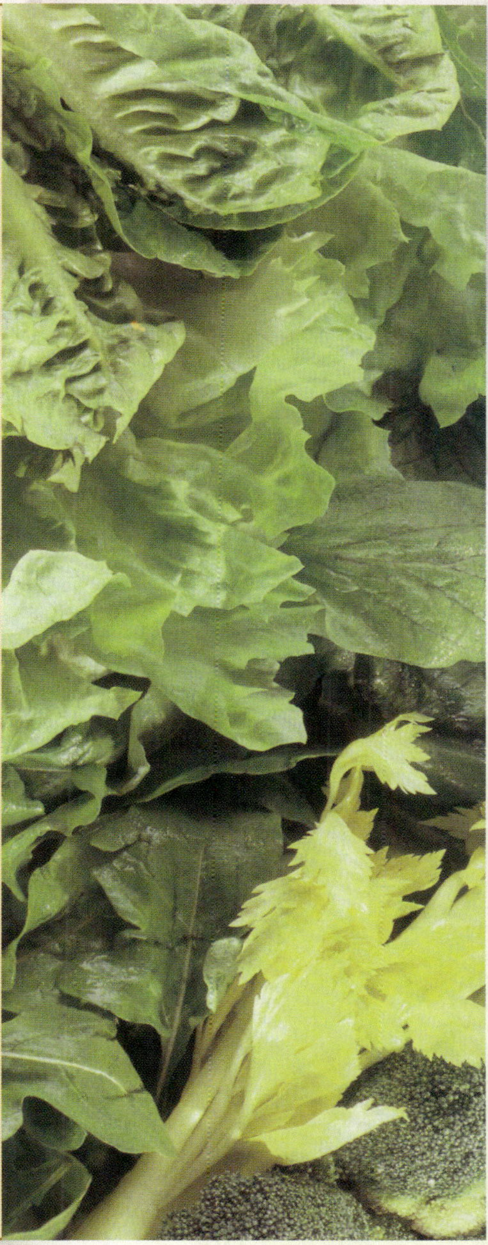

ROSENKOHL
roh

Nährwerte

Wasser	(g)	88,1
Zucker	(g)	2,6
Stärke	(g)	0,1
Faserstoffe	(g)	4,2
Gesamtstickstoff	(g)	0,64
Energie	kcal	26
	kJ	111
Eiweiß	(g)	4,0
Fett	(g)	+
Kohlenhydrate	(g)	2,7

Mineralien/ Spurenelemente

Natrium	(mg)	4
Kalium	(mg)	380
Kalzium	(mg)	32
Magnesium	(mg)	19
Phosphor	(mg)	65
Eisen	(mg)	0,7
Kupfer	(mg)	0,06
Zink	(mg)	0,5
Schwefel	(mg)	–
Chlor	(mg)	28

Vitamine

Vitamin A	(µg)	0
Carotin	(µg)	400
Vitamin D	(µg)	0
Vitamin B_1 (Thiamin)	(mg)	0,10
Vitamin B_2 (Riboflavin)	(mg)	0,15
Niacin (Nicotinsäureamid)	(mg)	0,7
Vitamin C	(mg)	90
Vitamin E	(mg)	1,0
Vitamin B_6	(mg)	0,28
Vitamin B_{12}	(µg)	0
Folsäure	(µg)	110
Pantothensäure	(mg)	0,40
Biotin	(µg)	0,4

ROSENKOHL
gekocht

Nährwerte

Wasser	(g)	91,5
Zucker	(g)	1,6
Stärke	(g)	0,1
Faserstoffe	(g)	2,9
Gesamtstickstoff	(g)	0,45
Energie	kcal	18
	kJ	75
Eiweiß	(g)	2,8
Fett	(g)	+
Kohlenhydrate	(g)	1,7

Mineralien/ Spurenelemente

Natrium	(mg)	2
Kalium	(mg)	240
Kalzium	(mg)	25
Magnesium	(mg)	13
Phosphor	(mg)	51
Eisen	(mg)	0,5
Kupfer	(mg)	0,05
Zink	(mg)	0,4
Schwefel	(mg)	78
Chlor	(mg)	16

Vitamine

Vitamin A	(µg)	0
Carotin	(µg)	400
Vitamin D	(µg)	0
Vitamin B_1 (Thiamin)	(mg)	0,06
Vitamin B_2 (Riboflavin)	(mg)	0,10
Niacin (Nicotinsäureamid)	(mg)	0,4
Vitamin C	(mg)	40
Vitamin E	(mg)	0,9
Vitamin B_6	(mg)	0,17
Vitamin B_{12}	(µg)	0
Folsäure	(µg)	87
Pantothensäure	(mg)	0,28
Biotin	(µg)	0,3

ROTKOHL
roh

Nährwerte

Wasser	(g)	89,7
Zucker	(g)	3,5
Stärke	(g)	+
Faserstoffe	(g)	3,4
Gesamtstickstoff	(g)	0,27
Energie	kcal	20
	kJ	85
Eiweiß	(g)	1,7
Fett	(g)	+
Kohlenhydrate	(g)	3,5

Mineralien/ Spurenelemente

Natrium	(mg)	32
Kalium	(mg)	300
Kalzium	(mg)	53
Magnesium	(mg)	17
Phosphor	(mg)	32
Eisen	(mg)	0,6
Kupfer	(mg)	0,09
Zink	(mg)	0,3
Schwefel	(mg)	68
Chlor	(mg)	45

Vitamine

Vitamin A	(µg)	0
Carotin	(µg)	20
Vitamin D	(µg)	0
Vitamin B_1 (Thiamin)	(mg)	0,06
Vitamin B_2 (Riboflavin)	(mg)	0,05
Niacin (Nicotinsäureamid)	(mg)	0,3
Vitamin C	(mg)	55
Vitamin E	(mg)	0,2
Vitamin B_6	(mg)	0,21
Vitamin B_{12}	(µg)	0
Folsäure	(µg)	90
Pantothensäure	(mg)	0,32
Biotin	(µg)	0,1

RÜBE
gekocht

Nährwerte		
Wasser	(g)	94,5
Zucker	(g)	2,3
Stärke	(g)	0
Faserstoffe	(g)	2,2
Gesamtstickstoff	(g)	0,11
Energie	kcal	14
	kJ	60
Eiweiß	(g)	0,7
Fett	(g)	0,3
Kohlenhydrate	(g)	2,3
Mineralien/ Spurenelemente		
Natrium	(mg)	28
Kalium	(mg)	160
Kalzium	(mg)	55
Magnesium	(mg)	7
Phosphor	(mg)	19
Eisen	(mg)	0,4
Kupfer	(mg)	0,04
Zink	(mg)	–
Schwefel	(mg)	21
Chlor	(mg)	31
Vitamine		
Vitamin A	(µg)	0
Carotin	(µg)	0
Vitamin D	(µg)	0
Vitamin B_1 (Thiamin)	(mg)	0,03
Vitamin B_2 (Riboflavin)	(mg)	0,04
Niacin (Nicotinsäureamid)	(mg)	0,4
Vitamin C	(mg)	17
Vitamin E	(mg)	0
Vitamin B_6	(mg)	0,06
Vitamin B_{12}	(µg)	0
Folsäure	(µg)	10
Pantothensäure	(mg)	0,14
Biotin	(µg)	+

RÜBE
roh

Nährwerte		
Wasser	(g)	93,3
Zucker	(g)	3,8
Stärke	(g)	0
Faserstoffe	(g)	2,8
Gesamtstickstoff	(g)	0,12
Energie	kcal	20
	kJ	86
Eiweiß	(g)	0,8
Fett	(g)	0,3
Kohlenhydrate	(g)	3,8
Mineralien/ Spurenelemente		
Natrium	(mg)	58
Kalium	(mg)	240
Kalzium	(mg)	59
Magnesium	(mg)	7
Phosphor	(mg)	28
Eisen	(mg)	0,4
Kupfer	(mg)	0,07
Zink	(mg)	–
Schwefel	(mg)	22
Chlor	(mg)	70
Vitamine		
Vitamin A	(µg)	0
Carotin	(µg)	0
Vitamin D	(µg)	0
Vitamin B_1 (Thiamin)	(mg)	0,03
Vitamin B_2 (Riboflavin)	(mg)	0,04
Niacin (Nicotinsäureamid)	(mg)	0,4
Vitamin C	(mg)	17
Vitamin E	(mg)	0
Vitamin B_6	(mg)	0,11
Vitamin B_{12}	(µg)	0
Folsäure	(µg)	20
Pantothensäure	(mg)	0,20
Biotin	(µg)	0,1

SCHÄLERBSE
gekocht

Nährwerte		
Wasser	(g)	67,3
Zucker	(g)	0,9
Stärke	(g)	21,0
Faserstoffe	(g)	5,1
Gesamtstickstoff	(g)	1,33
Energie	kcal	118
	kJ	503
Eiweiß	(g)	8,3
Fett	(g)	0,3
Kohlenhydrate	(g)	21,9
Mineralien/ Spurenelemente		
Natrium	(mg)	14
Kalium	(mg)	270
Kalzium	(mg)	11
Magnesium	(mg)	30
Phosphor	(mg)	120
Eisen	(mg)	1,7
Kupfer	(mg)	0,25
Zink	(mg)	1,2
Schwefel	(mg)	46
Chlor	(mg)	10
Vitamine		
Vitamin A	(µg)	0
Carotin	(µg)	50
Vitamin D	(µg)	0
Vitamin B_1 (Thiamin)	(mg)	0,11
Vitamin B_2 (Riboflavin)	(mg)	0,06
Niacin (Nicotinsäureamid)	(mg)	1,0
Vitamin C	(mg)	+
Vitamin E	(mg)	+
Vitamin B_6	(mg)	–
Vitamin B_{12}	(µg)	0
Folsäure	(µg)	–
Pantothensäure	(mg)	–
Biotin	(µg)	–

SCHÄLERBSEN getrocknet, roh			SELLERIE gekocht			SELLERIE roh		
Nährwerte			**Nährwerte**			**Nährwerte**		
Wasser	(g)	12,1	Wasser	(g)	95,7	Wasser	(g)	93,5
Zucker	(g)	1,9	Zucker	(g)	0,7	Zucker	(g)	1,2
Stärke	(g)	54,7	Stärke	(g)	0	Stärke	(g)	0,1
Faserstoffe	(g)	11,9	Faserstoffe	(g)	2,2	Faserstoffe	(g)	1,8
Gesamtstickstoff	(g)	3,54	Gesamtstickstoff	(g)	0,10	Gesamtstickstoff	(g)	0,15
Energie	kcal	310	Energie	kcal	5	Energie	kcal	8
	kJ	1318		kJ	21		kJ	36
Eiweiß	(g)	22,1	Eiweiß	(g)	0,6	Eiweiß	(g)	0,9
Fett	(g)	1,0	Fett	(g)	+	Fett	(g)	+
Kohlenhydrate	(g)	56,6	Kohlenhydrate	(g)	1,3	Kohlenhydrate	(g)	1,3
Mineralien/ Spurenelemente			**Mineralien/ Spurenelemente**			**Mineralien/ Spurenelemente**		
Natrium	(mg)	38	Natrium	(mg)	67	Natrium	(mg)	140
Kalium	(mg)	910	Kalium	(mg)	130	Kalium	(mg)	280
Kalzium	(mg)	33	Kalzium	(mg)	52	Kalzium	(mg)	52
Magnesium	(mg)	130	Magnesium	(mg)	9	Magnesium	(mg)	10
Phosphor	(mg)	270	Phosphor	(mg)	19	Phosphor	(mg)	32
Eisen	(mg)	5,4	Eisen	(mg)	0,4	Eisen	(mg)	0,6
Kupfer	(mg)	0,58	Kupfer	(mg)	0,11	Kupfer	(mg)	0,11
Zink	(mg)	4,0	Zink	(mg)	0,1	Zink	(mg)	0,1
Schwefel	(mg)	170	Schwefel	(mg)	8	Schwefel	(mg)	15
Chlor	(mg)	56	Chlor	(mg)	100	Chlor	(mg)	180
Vitamine			**Vitamine**			**Vitamine**		
Vitamin A	(µg)	0	Vitamin A	(µg)	0	Vitamin A	(µg)	0
Carotin	(µg)	150	Carotin	(µg)	+	Carotin	(µg)	+
Vitamin D	(µg)	0	Vitamin D	(µg)	0	Vitamin D	(µg)	0
Vitamin B_1 (Thiamin)	(mg)	0,70	Vitamin B_1 (Thiamin)	(mg)	0,02	Vitamin B_1 (Thiamin)	(mg)	0,03
Vitamin B_2 (Riboflavin)	(mg)	0,20	Vitamin B_2 (Riboflavin)	(mg)	0,02	Vitamin B_2 (Riboflavin)	(mg)	0,03
Niacin (Nicotinsäureamid)	(mg)	3,2	Niacin (Nicotinsäureamid)	(mg)	0,2	Niacin (Nicotinsäureamid)	(mg)	0,3
Vitamin C	(mg)	+	Vitamin C	(mg)	5	Vitamin C	(mg)	7
Vitamin E	(mg)	+	Vitamin E	(mg)	0,2	Vitamin E	(mg)	0,2
Vitamin B_6	(mg)	0,13	Vitamin B_6	(mg)	0,06	Vitamin B_6	(mg)	0,10
Vitamin B_{12}	(µg)	0	Vitamin B_{12}	(µg)	0	Vitamin B_{12}	(µg)	0
Folsäure	(µg)	33	Folsäure	(µg)	6	Folsäure	(µg)	12
Pantothensäure	(mg)	2,0	Pantothensäure	(mg)	0,28	Pantothensäure	(mg)	0,40
Biotin	(µg)	–	Biotin	(µg)	+	Biotin	(µg)	0,1

		SPINAT gekocht	**TOMATEN** gebacken	**TOMATEN** roh
Nährwerte				
Wasser	(g)	85,1	86,5	93,4
Zucker	(g)	1,2	3,3	2,8
Stärke	(g)	0,2	+	+
Faserstoffe	(g)	6,3	3,0	1,5
Gesamtstickstoff	(g)	0,81	0,16	0,14
Energie	kcal	30	69	14
	kJ	128	288	60
Eiweiß	(g)	5,1	1,0	0,9
Fett	(g)	0,5	5,9	+
Kohlenhydrate	(g)	1,4	3,3	2,8
Mineralien/ Spurenelemente				
Natrium	(mg)	120	3	3
Kalium	(mg)	490	340	290
Kalzium	(mg)	600	15	13
Magnesium	(mg)	59	13	11
Phosphor	(mg)	93	25	21
Eisen	(mg)	4,0	0,5	0,4
Kupfer	(mg)	0,26	0,12	0,10
Zink	(mg)	0,4	0,2	0,2
Schwefel	(mg)	85	9	11
Chlor	(mg)	55	59	51
Vitamine				
Vitamin A	(µg)	0	0	0
Carotin	(µg)	6000	–	600
Vitamin D	(µg)	0	0	0
Vitamin B_1 (Thiamin)	(mg)	0,07	–	0,06
Vitamin B_2 (Riboflavin)	(mg)	0,15	–	0,04
Niacin (Nicotinsäureamid)	(mg)	0,4	–	0,7
Vitamin C	(mg)	25	–	20
Vitamin E	(mg)	2,0	10	1,2
Vitamin B_6	(mg)	0,18	–	0,11
Vitamin B_{12}	(µg)	0	–	0
Folsäure	(µg)	140	0	28
Pantothensäure	(mg)	0,21	0	0,33
Biotin	(µg)	0,1	–	1,5

WEISSKOHL

Nährwerte		
Wasser	(g)	90,3
Zucker	(g)	3,7
Stärke	(g)	0,1
Faserstoffe	(g)	2,7
Gesamtstickstoff	(g)	0,31
Energie	kcal	22
	kJ	93
Eiweiß	(g)	1,9
Fett	(g)	+
Kohlenhydrate	(g)	3,8
Mineralien/ Spurenelemente		
Natrium	(mg)	7
Kalium	(mg)	280
Kalzium	(mg)	44
Magnesium	(mg)	13
Phosphor	(mg)	36
Eisen	(mg)	0,4
Kupfer	(mg)	0,03
Zink	(mg)	0,3
Schwefel	(mg)	–
Chlor	(mg)	23
Vitamine		
Vitamin A	(µg)	0
Carotin	(µg)	+
Vitamin D	(µg)	0
Vitamin B_1 (Thiamin)	(mg)	0,06
Vitamin B_2 (Riboflavin)	(mg)	0,05
Niacin (Nicotinsäureamid)	(mg)	0,3
Vitamin C	(mg)	40
Vitamin E	(mg)	0,2
Vitamin B_6	(mg)	0,16
Vitamin B_{12}	(µg)	0
Folsäure	(µg)	26
Pantothensäure	(mg)	0,21
Biotin	(µg)	0,1

WIRSINGKOHL
gekocht

Nährwerte		
Wasser	(g)	95,7
Zucker	(g)	1,1
Stärke	(g)	+
Faserstoffe	(g)	2,5
Gesamtstickstoff	(g)	0,21
Energie	kcal	9
	kJ	40
Eiweiß	(g)	1,3
Fett	(g)	+
Kohlenhydrate	(g)	1,1
Mineralien/ Spurenelemente		
Natrium	(mg)	8
Kalium	(mg)	120
Kalzium	(mg)	53
Magnesium	(mg)	7
Phosphor	(mg)	27
Eisen	(mg)	0,7
Kupfer	(mg)	0,07
Zink	(mg)	0,2
Schwefel	(mg)	30
Chlor	(mg)	9
Vitamine		
Vitamin A	(µg)	0
Carotin	(µg)	300
Vitamin D	(µg)	0
Vitamin B_1 (Thiamin)	(mg)	0,03
Vitamin B_2 (Riboflavin)	(mg)	0,03
Niacin (Nicotinsäureamid)	(mg)	0,2
Vitamin C	(mg)	15
Vitamin E	(mg)	0,2
Vitamin B_6	(mg)	0,10
Vitamin B_{12}	(µg)	0
Folsäure	(µg)	35
Pantothensäure	(mg)	0,15
Biotin	(µg)	+

WIRSINGKOHL
roh

Nährwerte		
Wasser	(g)	89,9
Zucker	(g)	3,3
Stärke	(g)	+
Faserstoffe	(g)	3,1
Gesamtstickstoff	(g)	0,53
Energie	kcal	26
	kJ	1 09
Eiweiß	(g)	3,3
Fett	(g)	+
Kohlenhydrate	(g)	3,3
Mineralien/ Spurenelemente		
Natrium	(mg)	23
Kalium	(mg)	260
Kalzium	(mg)	75
Magnesium	(mg)	20
Phosphor	(mg)	68
Eisen	(mg)	0,9
Kupfer	(mg)	0,07
Zink	(mg)	0,3
Schwefel	(mg)	88
Chlor	(mg)	22
Vitamine		
Vitamin A	(µg)	0
Carotin	(µg)	300
Vitamin D	(µg)	0
Vitamin B_1 (Thiamin)	(mg)	0,06
Vitamin B_2 (Riboflavin)	(mg)	0,05
Niacin (Nicotinsäureamid)	(mg)	0,3
Vitamin C	(mg)	55
Vitamin E	(mg)	0,2
Vitamin B_6	(mg)	0,16
Vitamin B_{12}	(µg)	0
Folsäure	(µg)	90
Pantothensäure	(mg)	0,21
Biotin	(µg)	0,1

ZWIEBELN
gebacken

Nährwerte		
Wasser	(g)	42,0
Zucker	(g)	10,1
Stärke	(g)	0
Faserstoffe	(g)	4,5
Gesamtstickstoff	(g)	0,29
Energie	kcal	345
	kJ	1424
Eiweiß	(g)	1,8
Fett	(g)	33,3
Kohlenhydrate	(g)	10,1

Mineralien/ Spurenelemente		
Natrium	(mg)	20
Kalium	(mg)	270
Kalzium	(mg)	6[illegible]
Magnesium	(mg)	15
Phosphor	(mg)	59
Eisen	(mg)	0,6
Kupfer	(mg)	0,16
Zink	(mg)	0,1
Schwefel	(mg)	83
Chlor	(mg)	33

Vitamine		
Vitamin A	(µg)	0
Carotin	(µg)	0
Vitamin D	(µg)	0
Vitamin B_1 (Thiamin)	(mg)	–
Vitamin B_2 (Riboflavin)	(mg)	–
Niacin (Nicotinsäureamid)	(mg)	–
Vitamin C	(mg)	–
Vitamin E	(mg)	–
Vitamin B_6	(mg)	–
Vitamin B_{12}	(µg)	0
Folsäure	(µg)	–
Pantothensäure	(mg)	–
Biotin	(µg)	–

ZWIEBELN
gekocht

Nährwerte		
Wasser	(g)	96,6
Zucker	(g)	2,7
Stärke	(g)	0
Faserstoffe	(g)	1,3
Gesamtstickstoff	(g)	0,09
Energie	kcal	13
	kJ	53
Eiweiß	(g)	0,6
Fett	(g)	+
Kohlenhydrate	(g)	5,2

Mineralien/ Spurenelemente		
Natrium	(mg)	7
Kalium	(mg)	78
Kalzium	(mg)	24
Magnesium	(mg)	5
Phosphor	(mg)	16
Eisen	(mg)	0,3
Kupfer	(mg)	0,07
Zink	(mg)	0,1
Schwefel	(mg)	24
Chlor	(mg)	5

Vitamine		
Vitamin A	(µg)	0
Carotin	(µg)	0
Vitamin D	(µg)	0
Vitamin B_1 (Thiamin)	(mg)	0,02
Vitamin B_2 (Riboflavin)	(mg)	0,04
Niacin (Nicotinsäureamid)	(mg)	0,1
Vitamin C	(mg)	6
Vitamin E	(mg)	+
Vitamin B_6	(mg)	0,06
Vitamin B_{12}	(µg)	0
Folsäure	(µg)	8
Pantothensäure	(mg)	0,10
Biotin	(µg)	0,6

ZWIEBELN
roh

Nährwerte		
Wasser	(g)	92,8
Zucker	(g)	5,2
Stärke	(g)	0
Faserstoffe	(g)	1,3
Gesamtstickstoff	(g)	0,15
Energie	kcal	23
	kJ	99
Eiweiß	(g)	0,9
Fett	(g)	+
Kohlenhydrate	(g)	2,3

Mineralien/ Spurenelemente		
Natrium	(mg)	10
Kalium	(mg)	140
Kalzium	(mg)	31
Magnesium	(mg)	8
Phosphor	(mg)	30
Eisen	(mg)	0,3
Kupfer	(mg)	0,08
Zink	(mg)	0,1
Schwefel	(mg)	51
Chlor	(mg)	20

Vitamine		
Vitamin A	(µg)	0
Carotin	(µg)	0
Vitamin D	(µg)	0
Vitamin B_1 (Thiamin)	(mg)	0,03
Vitamin B_2 (Riboflavin)	(mg)	0,05
Niacin (Nicotinsäureamid)	(mg)	0,2
Vitamin C	(mg)	10
Vitamin E	(mg)	+
Vitamin B_6	(mg)	0,10
Vitamin B_{12}	(µg)	0
Folsäure	(µg)	16
Pantothensäure	(mg)	0,14
Biotin	(µg)	0,9

Obst

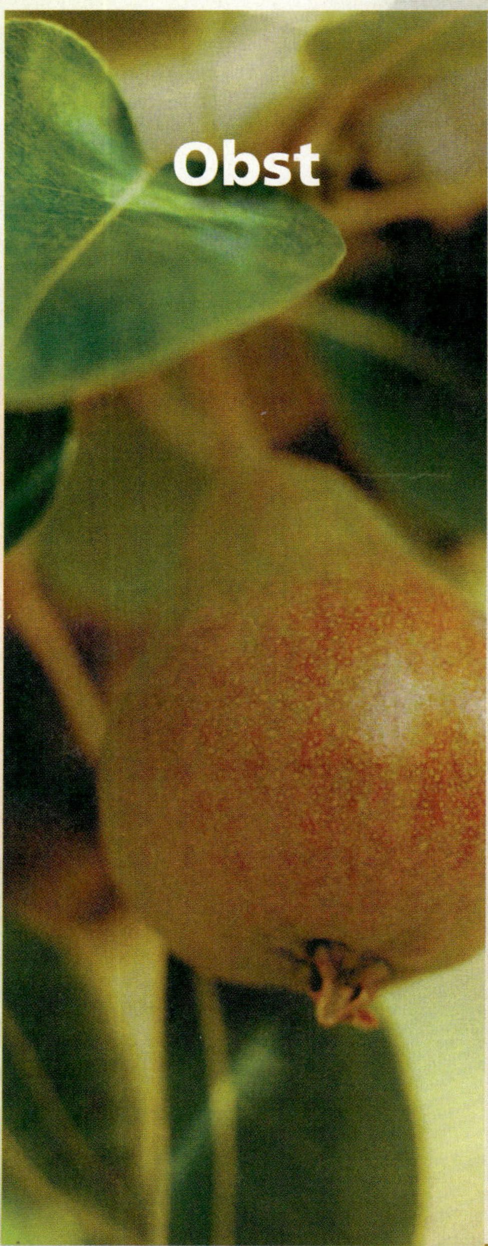

ANANAS

Nährwerte		
Wasser	(g)	77,1
Zucker	(g)	20,2
Stärke	(g)	0
Faserstoffe	(g)	0,9
Gesamtstickstoff	(g)	0,04
Energie	kcal	77
	kJ	328
Eiweiss	(g)	0,3
Fett	(g)	+
Kohlenhydrate	(g)	20,2
Mineralien/ Spurenelemente		
Natrium	(mg)	1
Kalium	(mg)	94
Kalzium	(mg)	13
Magnesium	(mg)	8
Phosphor	(mg)	5
Eisen	(mg)	0,4
Kupfer	(mg)	0,05
Zink	(mg)	–
Schwefel	(mg)	3
Chlor	(mg)	4
Vitamine		
Vitamin A	(µg)	0
Carotin	(µg)	40
Vitamin D	(µg)	0
Vitamin B_1 (Thiamin)	(mg)	0,05
Vitamin B_2 (Riboflavin)	(mg)	0,02
Niacin (Nicotinsäureamid)	(mg)	0,2
Vitamin C	(mg)	12
Vitamin E	(mg)	–
Vitamin B_6	(mg)	0,07
Vitamin B_{12}	(µg)	0
Folsäure	(µg)	–
Pantothensäure	(mg)	0,10
Biotin	(µg)	+

ANANAS frisch			ÄPFEL			ÄPFEL gebacken mit Zucker		
Nährwerte			**Nährwerte**			**Nährwerte**		
Wasser	(g)	84,3	Wasser	(g)	84,3	Wasser	(g)	85,0
Zucker	(g)	1[illegible],6	Zucker	(g)	11,8	Zucker	(g)	9,6
Stärke	(g)	0	Stärke	(g)	0,1	Stärke	(g)	0,4
Faserstoffe	(g)	[illegible],2	Faserstoffe	(g)	2,0	Faserstoffe	(g)	2,5
Gesamtstickstoff	(g)	0,08	Gesamtstickstoff	(g)	0,04	Gesamtstickstoff	(g)	0,05
Energie	kcal	46	Energie	kcal	46	Energie	kcal	39
	kJ	194		kJ	196		kJ	165
Eiweiß	(g)	0,5	Eiweiß	(g)	0,3	Eiweiß	(g)	0,3
Fett	(g)	–	Fett	(g)	+	Fett	(g)	+
Kohlenhydrate	(g)	11,6	Kohlenhydrate	(g)	11,9	Kohlenhydrate	(g)	10,0
Mineralien/ Spurenelemente			**Mineralien/ Spurenelemente**			**Mineralien/ Spurenelemente**		
Natrium	(mg)	2	Natrium	(mg)	2	Natrium	(mg)	2
Kalium	(mg)	250	Kalium	(mg)	120	Kalium	(mg)	130
Kalzium	(mg)	12	Kalzium	(mg)	4	Kalzium	(mg)	4
Magnesium	(mg)	17	Magnesium	(mg)	5	Magnesium	(mg)	3
Phosphor	(mg)	3	Phosphor	(mg)	8	Phosphor	(mg)	17
Eisen	(mg)	0,4	Eisen	(mg)	0,3	Eisen	(mg)	0,3
Kupfer	(mg)	0,08	Kupfer	(mg)	0,04	Kupfer	(mg)	0,09
Zink	(mg)	0,1	Zink	(mg)	0,1	Zink	(mg)	0,1
Schwefel	(mg)	3	Schwefel	(mg)	6	Schwefel	(mg)	3
Chlor	(mg)	29	Chlor	(mg)	1	Chlor	(mg)	5
Vitamine			**Vitamine**			**Vitamine**		
Vitamin A	(µg)	0	Vitamin A	(µg)	0	Vitamin A	(µg)	0
Carotin	(µg)	60	Carotin	(µg)	30	Carotin	(µg)	30
Vitamin D	(µg)	0	Vitamin D	(µg)	0	Vitamin D	(µg)	0
Vitamin B_1 (Thiamin)	(mg)	0,08	Vitamin B_1 (Thiamin)	(mg)	0,04	Vitamin B_1 (Thiamin)	(mg)	0,03
Vitamin B_2 (Riboflavin)	(mg)	0,02	Vitamin B_2 (Riboflavin)	(mg)	0,02	Vitamin B_2 (Riboflavin)	(mg)	0,02
Niacin (Nicotinsäureamid)	(mg)	0,2	Niacin (Nicotinsäureamid)	(mg)	0,1	Niacin (Nicotinsäureamid)	(mg)	0,1
Vitamin C	(mg)	25	Vitamin C	(mg)	3	Vitamin C	(mg)	14
Vitamin E	(mg)	–	Vitamin E	(mg)	0,2	Vitamin E	(mg)	0,2
Vitamin B_6	(mg)	0,09	Vitamin B_6	(mg)	0,03	Vitamin B_6	(mg)	0,02
Vitamin B_{12}	(µg)	0	Vitamin B_{12}	(µg)	0	Vitamin B_{12}	(µg)	0
Folsäure	(µg)	11	Folsäure	(µg)	5	Folsäure	(µg)	3
Pantothensäure	(mg)	0,16	Pantothensäure	(mg)	0,10	Pantothensäure	(mg)	0,09
Biotin	(µg)	+	Biotin	(µg)	0,3	Biotin	(µg)	0,3

APRIKOSEN
gebacken mit Zucker

Nährwerte		
Wasser	(g)	87,9
Zucker	(g)	5,6
Stärke	(g)	0
Faserstoffe	(g)	1,7
Gesamtstickstoff	(g)	0,07
Energie	kcal	23
	kJ	98
Eiweiß	(g)	0,4
Fett	(g)	+
Kohlenhydrate	(g)	5,7
Mineralien/ Spurenelemente		
Natrium	(mg)	+
Kalium	(mg)	270
Kalzium	(mg)	15
Magnesium	(mg)	10
Phosphor	(mg)	18
Eisen	(mg)	0,3
Kupfer	(mg)	0,09
Zink	(mg)	0,1
Schwefel	(mg)	5
Chlor	(mg)	+
Vitamine		
Vitamin A	(µg)	0
Carotin	(µg)	1260
Vitamin D	(µg)	0
Vitamin B_1 (Thiamin)	(mg)	0,03
Vitamin B_2 (Riboflavin)	(mg)	0,04
Niacin (Nicotinsäureamid)	(mg)	0,4
Vitamin C	(mg)	5
Vitamin E	(mg)	–
Vitamin B_6	(mg)	0,04
Vitamin B_{12}	(µg)	0
Folsäure	(µg)	2
Pantothensäure	(mg)	0,22
Biotin	(µg)	–

APRIKOSEN
getrocknet

Nährwerte		
Wasser	(g)	14,7
Zucker	(g)	43,4
Stärke	(g)	0
Faserstoffe	(g)	24,0
Gesamtstickstoff	(g)	0,76
Energie	kcal	182
	kJ	776
Eiweiß	(g)	4,8
Fett	(g)	+
Kohlenhydrate	(g)	43,4
Mineralien/ Spurenelemente		
Natrium	(mg)	56
Kalium	(mg)	1880
Kalzium	(mg)	92
Magnesium	(mg)	65
Phosphor	(mg)	120
Eisen	(mg)	4,1
Kupfer	(mg)	0,27
Zink	(mg)	0,2
Schwefel	(mg)	160
Chlor	(mg)	35
Vitamine		
Vitamin A	(µg)	0
Carotin	(µg)	1080
Vitamin D	(µg)	0
Vitamin B_1 (Thiamin)	(mg)	0,03
Vitamin B_2 (Riboflavin)	(mg)	0,04
Niacin (Nicotinsäureamid)	(mg)	0,4
Vitamin C	(mg)	5
Vitamin E	(mg)	–
Vitamin B_6	(mg)	0,04
Vitamin B_{12}	(µg)	0
Folsäure	(µg)	2
Pantothensäure	(mg)	0,20
Biotin	(µg)	–

APRIKOSEN
roh

Nährwerte		
Wasser	(g)	86,6
Zucker	(g)	6,7
Stärke	(g)	0
Faserstoffe	(g)	2,1
Gesamtstickstoff	(g)	0,09
Energie	kcal	28
	kJ	117
Eiweiß	(g)	0,6
Fett	(g)	+
Kohlenhydrate	(g)	6,7
Mineralien/ Spurenelemente		
Natrium	(mg)	+
Kalium	(mg)	320
Kalzium	(mg)	17
Magnesium	(mg)	12
Phosphor	(mg)	21
Eisen	(mg)	0,4
Kupfer	(mg)	0,12
Zink	(mg)	0,1
Schwefel	(mg)	6
Chlor	(mg)	+
Vitamine		
Vitamin A	(µg)	0
Carotin	(µg)	1500
Vitamin D	(µg)	0
Vitamin B_1 (Thiamin)	(mg)	0,04
Vitamin B_2 (Riboflavin)	(mg)	0,05
Niacin (Nicotinsäureamid)	(mg)	0,6
Vitamin C	(mg)	7
Vitamin E	(mg)	–
Vitamin B_6	(mg)	0,07
Vitamin B_{12}	(µg)	0
Folsäure	(µg)	5
Pantothensäure	(mg)	0,30
Biotin	(µg)	–

AVOCADO
roh

Nährwerte

Wasser	(g)	68,7
Zucker	(g)	27,7
Stärke	(g)	0
Faserstoffe	(g)	1,3
Gesamtstickstoff	(g)	0,08
Energie	kcal	223
	kJ	922
Eiweiß	(g)	4,2
Fett	(g)	22,2
Kohlenhydrate	(g)	1,8

Mineralien/ Spurenelemente

Natrium	(mg)	2
Kalium	(mg)	400
Kalzium	(mg)	15
Magnesium	(mg)	29
Phosphor	(mg)	31
Eisen	(mg)	1,5
Kupfer	(mg)	0,21
Zink	(mg)	–
Schwefel	(mg)	19
Chlor	(mg)	5

Vitamine

Vitamin A	(µg)	0
Carotin	(µg)	100
Vitamin D	(µg)	–
Vitamin B_1 (Thiamin)	(mg)	0,10
Vitamin B_2 (Riboflavin)	(mg)	0,10
Niacin (Nicotinsäureamid)	(mg)	1,0
Vitamin C	(mg)	15
Vitamin E	(mg)	3,2
Vitamin B_6	(mg)	0,42
Vitamin B_{12}	(µg)	0
Folsäure	(µg)	66
Pantothensäure	(mg)	1,07
Biotin	(µg)	3,2

BACKPFLAUME
frisch

Nährwerte

Wasser	(g)	29,3
Zucker	(g)	40,3
Stärke	(g)	0
Faserstoffe	(g)	16,1
Gesamtstickstoff	(g)	0,39
Energie	kcal	161
	kJ	686
Eiweiß	(g)	2,4
Fett	(g)	+
Kohlenhydrate	(g)	40,3

Mineralien/ Spurenelemente

Natrium	(mg)	12
Kalium	(mg)	860
Kalzium	(mg)	38
Magnesium	(mg)	27
Phosphor	(mg)	83
Eisen	(mg)	2,9
Kupfer	(mg)	0,16
Zink	(mg)	–
Schwefel	(mg)	19
Chlor	(mg)	3

Vitamine

Vitamin A	(µg)	0
Carotin	(µg)	1000
Vitamin D	(µg)	0
Vitamin B_1 (Thiamin)	(mg)	0,10
Vitamin B_2 (Riboflavin)	(mg)	0,20
Niacin (Nicotinsäureamid)	(mg)	1,5
Vitamin C	(mg)	+
Vitamin E	(mg)	–
Vitamin B_6	(mg)	0,24
Vitamin B_{12}	(µg)	0
Folsäure	(µg)	4
Pantothensäure	(mg)	0,46
Biotin	(µg)	+

BACKPFLAUME
gekocht mit Zucker

Nährwerte

Wasser	(g)	60,5
Zucker	(g)	20,4
Stärke	(g)	0
Faserstoffe	(g)	8,1
Gesamtstickstoff	(g)	0,20
Energie	kcal	82
	kJ	349
Eiweiß	(g)	1,3
Fett	(g)	+
Kohlenhydrate	(g)	20,4

Mineralien/ Spurenelemente

Natrium	(mg)	7
Kalium	(mg)	440
Kalzium	(mg)	19
Magnesium	(mg)	13
Phosphor	(mg)	42
Eisen	(mg)	1,4
Kupfer	(mg)	0,08
Zink	(mg)	–
Schwefel	(mg)	9
Chlor	(mg)	1

Vitamine

Vitamin A	(µg)	0
Carotin	(µg)	510
Vitamin D	(µg)	0
Vitamin B_1 (Thiamin)	(mg)	0,04
Vitamin B_2 (Riboflavin)	(mg)	0,09
Niacin (Nicotinsäureamid)	(mg)	0,8
Vitamin C	(mg)	+
Vitamin E	(mg)	–
Vitamin B_6	(mg)	0,10
Vitamin B_{12}	(µg)	0
Folsäure	(µg)	+
Pantothensäure	(mg)	0,21
Biotin	(µg)	+

	BANANE roh	BIRNE frisch	BIRNE gekocht mit Zucker

Nährwerte

		BANANE roh	BIRNE frisch	BIRNE gekocht mit Zucker
Wasser	(g)	70,7	83,2	85,5
Zucker	(g)	16,2	10,6	7,9
Stärke	(g)	3,0	0	+
Faserstoffe	(g)	3,4	2,3	2,5
Gesamtstickstoff	(g)	0,18	0,04	0,03
Energie	kcal	79	41	30
	kJ	337	175	130
Eiweiß	(g)	1,1	0,3	0,2
Fett	(g)	0,3	+	+
Kohlenhydrate	(g)	19,2	10,6	7,9

Mineralien/Spurenelemente

		BANANE roh	BIRNE frisch	BIRNE gekocht mit Zucker
Natrium	(mg)	1	2	3
Kalium	(mg)	350	130	85
Kalzium	(mg)	7	8	6
Magnesium	(mg)	42	7	3
Phosphor	(mg)	28	10	13
Eisen	(mg)	0,4	0,2	0,2
Kupfer	(mg)	0,16	0,15	0,09
Zink	(mg)	0,2	0,1	0,1
Schwefel	(mg)	13	5	3
Chlor	(mg)	79	+	2

Vitamine

		BANANE roh	BIRNE frisch	BIRNE gekocht mit Zucker
Vitamin A	(µg)	0	0	0
Carotin	(µg)	200	10	9
Vitamin D	(µg)	0	0	0
Vitamin B_1 (Thiamin)	(mg)	0,04	0,03	0,03
Vitamin B_2 (Riboflavin)	(mg)	0,07	0,03	0,03
Niacin (Nicotinsäureamid)	(mg)	0,6	0,2	0,2
Vitamin C	(mg)	10	3	3
Vitamin E	(mg)	0,2	+	+
Vitamin B_6	(mg)	0,51	0,02	0,02
Vitamin B_{12}	(µg)	0	0	0
Folsäure	(µg)	22	11	5
Pantothensäure	(mg)	0,26	0,07	0,05
Biotin	(µg)	–	0,1	0,1

BROMBEERE
gekocht mit Zucker

Nährwerte		
Wasser	(g)	84,6
Zucker	(g)	5,5
Stärke	(g)	0
Faserstoffe	(g)	6,3
Gesamtstickstoff	(g)	0,17
Energie	kcal	25
	kJ	107
Eiweiß	(g)	1,1
Fett	(g)	+
Kohlenhydrate	(g)	5,5

Mineralien/ Spurenelemente		
Natrium	(mg)	3
Kalium	(mg)	180
Kalzium	(mg)	54
Magnesium	(mg)	26
Phosphor	(mg)	21
Eisen	(mg)	0,8
Kupfer	(mg)	0,10
Zink	(mg)	–
Schwefel	(mg)	3
Chlor	(mg)	19

Vitamine		
Vitamin A	(µg)	0
Carotin	(µg)	85
Vitamin D	(µg)	0
Vitamin B_1 (Thiamin)	(mg)	0,03
Vitamin B_2 (Riboflavin)	(mg)	0,03
Niacin (Nicotinsäureamid)	(mg)	0,3
Vitamin C	(mg)	14
Vitamin E	(mg)	3,0
Vitamin B_6	(mg)	0,03
Vitamin B_{12}	(µg)	0
Folsäure	(µg)	–
Pantothensäure	(mg)	0,19
Biotin	(µg)	0,3

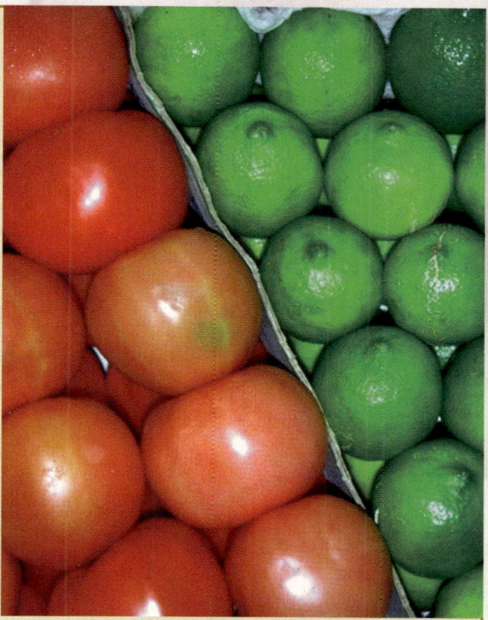

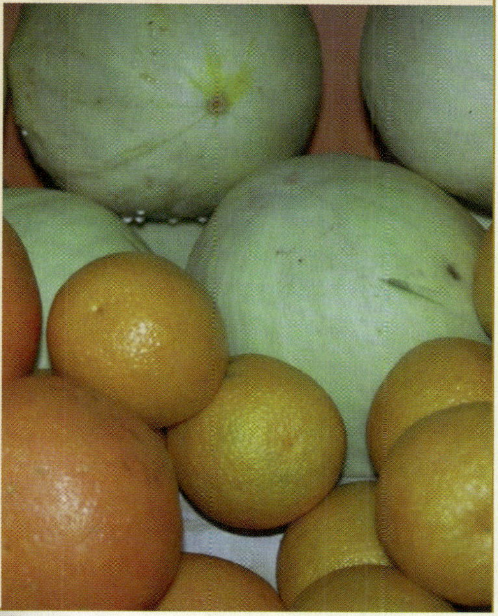

	BROMBEERE roh		DATTEL getrocknet		ERDBEERE	
Nährwerte						
Wasser	(g)	82,0	(g)	14,6	(g)	79,4
Zucker	(g)	6,4	(g)	63,9	(g)	21,1
Stärke	(g)	0	(g)	0	(g)	0
Faserstoffe	(g)	7,3	(g)	8,7	(g)	1,0
Gesamtstickstoff	(g)	0,20	(g)	0,32	(g)	0,07
Energie	kcal	29	kcal	248	kcal	81
	kJ	125	kJ	1056	kJ	344
Eiweiß	(g)	1,3	(g)	2,0	(g)	0,4
Fett	(g)	+	(g)	+	(g)	+
Kohlenhydrate	(g)	6,4	(g)	63,9	(g)	21,1
Mineralien/ Spurenelemente						
Natrium	(mg)	4	(mg)	5	(mg)	7
Kalium	(mg)	210	(mg)	750	(mg)	97
Kalzium	(mg)	63	(mg)	68	(mg)	14
Magnesium	(mg)	30	(mg)	59	(mg)	7
Phosphor	(mg)	24	(mg)	64	(mg)	15
Eisen	(mg)	0,9	(mg)	1,6	(mg)	0,9
Kupfer	(mg)	0,12	(mg)	0,21	(mg)	0,03
Zink	(mg)	–	(mg)	0,3	(mg)	0,2
Schwefel	(mg)	9	(mg)	51	(mg)	–
Chlor	(mg)	22	(mg)	290	(mg)	5
Vitamine						
Vitamin A	(µg)	0	(µg)	0	(µg)	0
Carotin	(µg)	100	(µg)	50	(µg)	+
Vitamin D	(µg)	0	(µg)	0	(µg)	0
Vitamin B_1 (Thiamin)	(mg)	0,03	(mg)	0,07	(mg)	0,01
Vitamin B_2 (Riboflavin)	(mg)	0,04	(mg)	0,04	(mg)	0,02
Niacin (Nicotinsäureamid)	(mg)	0,4	(mg)	2,0	(mg)	0,3
Vitamin C	(mg)	20	(mg)	0	(mg)	21
Vitamin E	(mg)	3,5	(mg)	–	(mg)	–
Vitamin B_6	(mg)	0,05	(mg)	0,15	(mg)	0,03
Vitamin B_{12}	(µg)	0	(µg)	0	(µg)	0
Folsäure	(µg)	–	(µg)	21	(µg)	20
Pantothensäure	(mg)	0,25	(mg)	0,80	(mg)	0,21
Biotin	(µg)	0,4	(µg)	–	(µg)	1,0

	Einheit	ERDBEERE frisch	FEIGEN roh	FEIGEN roh, getrocknet
Nährwerte				
Wasser	(g)	88,9	84,6	16,8
Zucker	(g)	6,2	9,5	52,9
Stärke	(g)	0	0	0
Faserstoffe	(g)	2,2	2,5	18,5
Gesamtstickstoff	(g)	0,10	0,21	0,57
Energie	kcal	26	41	213
	kJ	109	174	909
Eiweiß	(g)	0,6	1,3	1,7
Fett	(g)	+	+	+
Kohlenhydrate	(g)	6,2	9,5	54,9
Mineralien/ Spurenelemente				
Natrium	(mg)	2	2	4
Kalium	(mg)	160	270	650
Kalzium	(mg)	22	34	58
Magnesium	(mg)	12	20	50
Phosphor	(mg)	23	32	55
Eisen	(mg)	0,7	0,4	1,4
Kupfer	(mg)	0,13	0,06	0,18
Zink	(mg)	0,1	0,3	0,3
Schwefel	(mg)	13	13	81
Chlor	(mg)	13	18	170
Vitamine				
Vitamin A	(µg)	0	0	0
Carotin	(µg)	30	500	50
Vitamin D	(µg)	0	0	0
Vitamin B_1 (Thiamin)	(mg)	0,02	0,06	0,10
Vitamin B_2 (Riboflavin)	(mg)	0,03	0,05	0,08
Niacin (Nicotinsäureamid)	(mg)	0,4	0,4	1,7
Vitamin C	(mg)	60	2	0
Vitamin E	(mg)	0,2	–	–
Vitamin B_6	(mg)	0,06	0,11	0,18
Vitamin B_{12}	(µg)	0	0	0
Folsäure	(µg)	20	–	9
Pantothensäure	(mg)	0,34	0,30	0,44
Biotin	(µg)	1,1	–	–

GRANATAPFELSAFT

Nährwerte		
Wasser	(g)	85,4
Zucker	(g)	11,6
Stärke	(g)	0
Faserstoffe	(g)	0
Gesamtstickstoff	(g)	0,03
Energie	kcal	44
	kJ	189
Eiweiß	(g)	0,2
Fett	(g)	+
Kohlenhydrate	(g)	11,6

Mineralien/ Spurenelemente		
Natrium	(mg)	1
Kalium	(mg)	200
Kalzium	(mg)	3
Magnesium	(mg)	3
Phosphor	(mg)	8
Eisen	(mg)	0,2
Kupfer	(mg)	0,07
Zink	(mg)	–
Schwefel	(mg)	4
Chlor	(mg)	53

Vitamine		
Vitamin A	(µg)	0
Carotin	(µg)	0
Vitamin D	(µg)	0
Vitamin B_1 (Thiamin)	(mg)	0,02
Vitamin B_2 (Riboflavin)	(mg)	0,03
Niacin (Nicotinsäureamid)	(mg)	0,2
Vitamin C	(mg)	8
Vitamin E	(mg)	–
Vitamin B_6	(mg)	–
Vitamin B_{12}	(µg)	–
Folsäure	(µg)	–
Pantothensäure	(mg)	–
Biotin	(µg)	–

GRAPEFRUIT

Nährwerte		
Wasser	(g)	81,1
Zucker	(g)	15,5
Stärke	(g)	0
Faserstoffe	(g)	0,4
Gesamtstickstoff	(g)	0,08
Energie	kcal	60
	kJ	257
Eiweiß	(g)	0,5
Fett	(g)	+
Kohlenhydrate	(g)	15,5

Mineralien/ Spurenelemente		
Natrium	(mg)	10
Kalium	(mg)	79
Kalzium	(mg)	17
Magnesium	(mg)	7
Phosphor	(mg)	13
Eisen	(mg)	0,7
Kupfer	(mg)	0,03
Zink	(mg)	0,4
Schwefel	(mg)	–
Chlor	(mg)	5

Vitamine		
Vitamin A	(µg)	0
Carotin	(µg)	+
Vitamin D	(µg)	0
Vitamin B_1 (Thiamin)	(mg)	0,04
Vitamin B_2 (Riboflavin)	(mg)	0,01
Niacin (Nicotinsäureamid)	(mg)	0,2
Vitamin C	(mg)	30
Vitamin E	(mg)	+
Vitamin B_6	(mg)	0,02
Vitamin B_{12}	(µg)	0
Folsäure	(µg)	4
Pantothensäure	(mg)	0,12
Biotin	(µg)	1,0

GRAPEFRUIT

roh

Nährwerte		
Wasser	(g)	90,7
Zucker	(g)	5,3
Stärke	(g)	0
Faserstoffe	(g)	0,6
Gesamtstickstoff	(g)	0,10
Energie	kcal	22
	kJ	95
Eiweiß	(g)	0,6
Fett	(g)	+
Kohlenhydrate	(g)	5,3

Mineralien/ Spurenelemente		
Natrium	(mg)	1
Kalium	(mg)	230
Kalzium	(mg)	17
Magnesium	(mg)	10
Phosphor	(mg)	16
Eisen	(mg)	0,3
Kupfer	(mg)	0,06
Zink	(mg)	0,1
Schwefel	(mg)	5
Chlor	(mg)	1

Vitamine		
Vitamin A	(µg)	0
Carotin	(µg)	+
Vitamin D	(µg)	0
Vitamin B_1 (Thiamin)	(mg)	0,05
Vitamin B_2 (Riboflavin)	(mg)	0,02
Niacin (Nicotinsäureamid)	(mg)	0,2
Vitamin C	(mg)	40
Vitamin E	(mg)	0,3
Vitamin B_6	(mg)	0,03
Vitamin B_{12}	(µg)	0
Folsäure	(µg)	12
Pantothensäure	(mg)	0,28
Biotin	(µg)	1,0

		GUAVAS	HEIDELBEERE roh	JOHANNISBEEREN getrocknet
Nährwerte				
Wasser	(g)	77,6	84,9	22,0
Zucker	(g)	15,7	14,3	63,1
Stärke	(g)	+	0	0
Faserstoffe	(g)	3,6	–	6,5
Gesamtstickstoff	(g)	0,06	0,10	0,27
Energie	kcal	60	56	243
	kJ	258	240	1039
Eiweiß	(g)	0,4	0,6	1,7
Fett	(g)	+	+	+
Kohlenhydrate	(g)	15,7	14,3	63,1
Mineralien/ Spurenelemente				
Natrium	(mg)	7	1	20
Kalium	(mg)	120	65	710
Kalzium	(mg)	8	10	95
Magnesium	(mg)	6	2	36
Phosphor	(mg)	11	9	40
Eisen	(mg)	0,5	0,7	1,8
Kupfer	(mg)	0,10	0,11	0,48
Zink	(mg)	0,4	0,1	0,1
Schwefel	(mg)	–	–	31
Chlor	(mg)	10	5	16
Vitamine				
Vitamin A	(µg)	0	0	0
Carotin	(µg)	100	130	30
Vitamin D	(µg)	0	0	0
Vitamin B_1 (Thiamin)	(mg)	0,04	0,02	0,03
Vitamin B_2 (Riboflavin)	(mg)	0,03	0,02	0,08
Niacin (Nicotinsäureamid)	(mg)	0,9	0,4	0,5
Vitamin C	(mg)	180	22	0
Vitamin E	(mg)	–	–	–
Vitamin B_6	(mg)	–	0,06	0,30
Vitamin B_{12}	(µg)	0	0	0
Folsäure	(µg)	–	6	11
Pantothensäure	(mg)	–	0,16	0,10
Biotin	(µg)	–	–	–

JOHANNISBEEREN, rote
gekocht mit Zucker

Nährwerte		
Wasser	(g)	85,3
Zucker	(g)	3,8
Stärke	(g)	0
Faserstoffe	(g)	7,0
Gesamtstickstoff	(g)	0,15
Energie	kcal	18
	kJ	76
Eiweiß	(g)	0,9
Fett	(g)	+
Kohlenhydrate	(g)	13,3

Mineralien/ Spurenelemente		
Natrium	(mg)	2
Kalium	(mg)	240
Kalzium	(mg)	31
Magnesium	(mg)	11
Phosphor	(mg)	26
Eisen	(mg)	1,0
Kupfer	(mg)	0,10
Zink	(mg)	–
Schwefel	(mg)	25
Chlor	(mg)	12

Vitamine		
Vitamin A	(µg)	0
Carotin	(µg)	60
Vitamin D	(µg)	0
Vitamin B_1 (Thiamin)	(mg)	0,03
Vitamin B_2 (Riboflavin)	(mg)	0,05
Niacin (Nicotinsäureamid)	(mg)	0,1
Vitamin C	(mg)	28
Vitamin E	(mg)	0,1
Vitamin B_6	(mg)	0,03
Vitamin B_{12}	(µg)	0
Folsäure	(µg)	–
Pantothensäure	(mg)	0,05
Biotin	(µg)	2,0

JOHANNISBEEREN, rote
roh

Nährwerte		
Wasser	(g)	82,8
Zucker	(g)	4,4
Stärke	(g)	0
Faserstoffe	(g)	8,2
Gesamtstickstoff	(g)	0,18
Energie	kcal	21
	kJ	89
Eiweiß	(g)	1,1
Fett	(g)	+
Kohlenhydrate	(g)	4,4

Mineralien/ Spurenelemente		
Natrium	(mg)	2
Kalium	(mg)	280
Kalzium	(mg)	36
Magnesium	(mg)	13
Phosphor	(mg)	30
Eisen	(mg)	1,2
Kupfer	(mg)	0,12
Zink	(mg)	–
Schwefel	(mg)	29
Chlor	(mg)	14

Vitamine		
Vitamin A	(µg)	0
Carotin	(µg)	70
Vitamin D	(µg)	0
Vitamin B_1 (Thiamin)	(mg)	0,04
Vitamin B_2 (Riboflavin)	(mg)	0,06
Niacin (Nicotinsäureamid)	(mg)	0,1
Vitamin C	(mg)	40
Vitamin E	(mg)	0,1
Vitamin B_6	(mg)	0,05
Vitamin B_{12}	(µg)	0
Folsäure	(µg)	–
Pantothensäure	(mg)	0,06
Biotin	(µg)	2,6

JOHANNISBEEREN, schwarz
gekocht mit Zucker

Nährwerte		
Wasser	(g)	80,7
Zucker	(g)	5,6
Stärke	(g)	0
Faserstoffe	(g)	7,4
Gesamtstickstoff	(g)	0,13
Energie	kcal	24
	Kj	103
Eiweiß	(g)	0,8
Fett	(g)	+
Kohlenhydrate	(g)	5,6

Mineralien/ Spurenelemente		
Natrium	(mg)	3
Kalium	(mg)	320
Kalzium	(mg)	51
Magnesium	(mg)	16
Phosphor	(mg)	37
Eisen	(mg)	1,1
Kupfer	(mg)	0,12
Zink	(mg)	–
Schwefel	(mg)	28
Chlor	(mg)	13

Vitamine		
Vitamin A	(µg)	0
Carotin	(µg)	170
Vitamin D	(µg)	0
Vitamin B_1 (Thiamin)	(mg)	0,03
Vitamin B_2 (Riboflavin)	(mg)	0,05
Niacin (Nicotinsäureamid)	(mg)	0,3
Vitamin C	(mg)	150
Vitamin E	(mg)	0,9
Vitamin B_6	(mg)	0,06
Vitamin B_{12}	(µg)	0
Folsäure	(µg)	–
Pantothensäure	(mg)	0,31
Biotin	(µg)	2,1

JOHANNISBEEREN, schwarz
roh

Nährwerte

Wasser	(g)	77.4
Zucker	(g)	6,6
Stärke	(g)	0
Faserstoffe	(g)	8,7
Gesamtstickstoff	(g)	0,15
Energie	kcal	28
	kJ	121
Eiweiß	(g)	0,9
Fett	(g)	+
Kohlenhydrate	(g)	6,6

Mineralien/ Spurenelemente

Natrium	(mg)	3
Kalium	(mg)	370
Kalzium	(mg)	60
Magnesium	(mg)	17
Phosphor	(mg)	43
Eisen	(mg)	1,3
Kupfer	(mg)	0,14
Zink	(mg)	–
Schwefel	(mg)	33
Chlor	(mg)	15

Vitamine

Vitamin A	(µg)	0
Carotin	(µg)	200
Vitamin D	(µg)	0
Vitamin B_1 (Thiamin)	(mg)	0,03
Vitamin B_2 (Riboflavin)	(mg)	0,05
Niacin (Nicotinsäureamid)	(mg)	0,3
Vitamin C	(mg)	150
Vitamin E	(mg)	0,9
Vitamin B_6	(mg)	0,08
Vitamin B_{12}	(µg)	0
Folsäure	(µg)	–
Pantothensäure	(mg)	0,40
Biotin	(µg)	2,4

KIRSCHE
gekocht mit Zucker

Nährwerte

Wasser	(g)	83,4
Zucker	(g)	9,7
Stärke	(g)	0
Faserstoffe	(g)	1,4
Gesamtstickstoff	(g)	0,08
Energie	kcal	39
	kJ	165
Eiweiß	(g)	0,5
Fett	(g)	+
Kohlenhydrate	(g)	9,8

Mineralien/ Spurenelemente

Natrium	(mg)	3
Kalium	(mg)	250
Kalzium	(mg)	18
Magnesium	(mg)	10
Phosphor	(mg)	17
Eisen	(mg)	0,3
Kupfer	(mg)	0,08
Zink	(mg)	0,1
Schwefel	(mg)	7
Chlor	(mg)	+

Vitamine

Vitamin A	(µg)	0
Carotin	(µg)	100
Vitamin D	(µg)	0
Vitamin B_1 (Thiamin)	(mg)	0,03
Vitamin B_2 (Riboflavin)	(mg)	0,06
Niacin (Nicotinsäureamid)	(mg)	0,3
Vitamin C	(mg)	3
Vitamin E	(mg)	0,1
Vitamin B_6	(mg)	0,02
Vitamin B_{12}	(µg)	0
Folsäure	(µg)	3
Pantothensäure	(mg)	0,20
Biotin	(µg)	0,3

KIRSCHE
roh

Nährwerte

Wasser	(g)	81,5
Zucker	(g)	11,9
Stärke	(g)	0
Faserstoffe	(g)	1,7
Gesamtstickstoff	(g)	0,09
Energie	kcal	41
	kJ	175
Eiweiß	(g)	0,5
Fett	(g)	+
Kohlenhydrate	(g)	11,9

Mineralien/ Spurenelemente

Natrium	(mg)	3
Kalium	(mg)	280
Kalzium	(mg)	16
Magnesium	(mg)	10
Phosphor	(mg)	17
Eisen	(mg)	0,4
Kupfer	(mg)	0,07
Zink	(mg)	0,1
Schwefel	(mg)	7
Chlor	(mg)	+

Vitamine

Vitamin A	(µg)	0
Carotin	(µg)	120
Vitamin D	(µg)	0
Vitamin B_1 (Thiamin)	(mg)	0,05
Vitamin B_2 (Riboflavin)	(mg)	0,07
Niacin (Nicotinsäureamid)	(mg)	0,3
Vitamin C	(mg)	5
Vitamin E	(mg)	0,1
Vitamin B_6	(mg)	0,05
Vitamin B_{12}	(µg)	0
Folsäure	(µg)	8
Pantothensäure	(mg)	0,26
Biotin	(µg)	0,4

		LITSCHIPFLAUME	MANDARINE	MANGO
Nährwerte				
Wasser	(g)	82,0	84,3	74,8
Zucker	(g)	16,0	14,2	20,2
Stärke	(g)	0	0	0,1
Faserstoffe	(g)	0,5	0,3	1,0
Gesamtstickstoff	(g)	0,14	0,10	0,05
Energie	kcal	64	56	77
	kJ	271	237	330
Eiweiß	(g)	0,9	0,6	0,3
Fett	(g)	+	+	+
Kohlenhydrate	(g)	16,0	14,2	20,3
Mineralien/ Spurenelemente				
Natrium	(mg)	3	9	3
Kalium	(mg)	170	88	100
Kalzium	(mg)	8	18	10
Magnesium	(mg)	10	9	7
Phosphor	(mg)	35	12	10
Eisen	(mg)	0,5	0,4	0,4
Kupfer	(mg)	–	0,05	0,09
Zink	(mg)	–	0,4	0,3
Schwefel	(mg)	19	–	–
Chlor	(mg)	3	2	5
Vitamine				
Vitamin A	(µg)	0	0	0
Carotin	(µg)	+	50	1200
Vitamin D	(µg)	0	0	0
Vitamin B_1 (Thiamin)	(mg)	0,04	0,07	0,02
Vitamin B_2 (Riboflavin)	(mg)	0,04	0,02	0,03
Niacin (Nicotinsäureamid)	(mg)	0,3	0,2	0,2
Vitamin C	(mg)	40	14	10
Vitamin E	(mg)	–	+	–
Vitamin B_6	(mg)	–	0,03	–
Vitamin B_{12}	(µg)	0	0	0
Folsäure	(µg)	–	5	–
Pantothensäure	(mg)	–	0,15	–
Biotin	(µg)	–	0,8	–

MANGO
roh

Nährwerte

Wasser	(g)	83,0
Zucker	(g)	15,3
Stärke	(g)	+
Faserstoffe	(g)	1,5
Gesamtstickstoff	(g)	0,08
Energie	kcal	59
	kJ	253
Eiweiß	(g)	0,5
Fett	(g)	+
Kohlenhydrate	(g)	15,3

Mineralien/ Spurenelemente

Natrium	(mg)	7
Kalium	(mg)	190
Kalzium	(mg)	10
Magnesium	(mg)	18
Phosphor	(mg)	13
Eisen	(mg)	0,5
Kupfer	(mg)	0,12
Zink	(mg)	–
Schwefel	(mg)	–
Chlor	(mg)	–

Vitamine

Vitamin A	(µg)	0
Carotin	(µg)	1200
Vitamin D	(µg)	0
Vitamin B_1 (Thiamin)	(mg)	0,02
Vitamin B_2 (Riboflavin)	(mg)	0,03
Niacin (Nicotinsäureamid)	(mg)	0,5
Vitamin C	(mg)	25
Vitamin E	(mg)	0,1
Vitamin B_6	(mg)	–
Vitamin B_{12}	(µg)	0
Folsäure	(µg)	–
Pantothensäure	(mg)	0,16
Biotin	(µg)	–

MELONE, cantaloupe
roh

Nährwerte

Wasser	(g)	93,6
Zucker	(g)	5,3
Stärke	(g)	0
Faserstoffe	(g)	1,0
Gesamtstickstoff	(g)	0,16
Energie	kcal	24
	kJ	102
Eiweiß	(g)	1,0
Fett	(g)	+
Kohlenhydrate	(g)	5,3

Mineralien/ Spurenelemente

Natrium	(mg)	14
Kalium	(mg)	320
Kalzium	(mg)	19
Magnesium	(mg)	20
Phosphor	(mg)	30
Eisen	(mg)	0,8
Kupfer	(mg)	0,04
Zink	(mg)	0,1
Schwefel	(mg)	12
Chlor	(mg)	44

Vitamine

Vitamin A	(µg)	0
Carotin	(µg)	2000
Vitamin D	(µg)	0
Vitamin B_1 (Thiamin)	(mg)	0,05
Vitamin B_2 (Riboflavin)	(mg)	0,03
Niacin (Nicotinsäureamid)	(mg)	0,5
Vitamin C	(mg)	25
Vitamin E	(mg)	0,1
Vitamin B_6	(mg)	0,07
Vitamin B_{12}	(µg)	0
Folsäure	(µg)	30
Pantothensäure	(mg)	0,23
Biotin	(µg)	–

MELONE, gelbe
roh

Nährwerte

Wasser	(g)	94,2
Zucker	(g)	5,0
Stärke	(g)	0
Faserstoffe	(g)	0,9
Gesamtstickstoff	(g)	0,10
Energie	kcal	21
	kJ	90
Eiweiß	(g)	0,6
Fett	(g)	+
Kohlenhydrate	(g)	5,0

Mineralien/ Spurenelemente

Natrium	(mg)	20
Kalium	(mg)	220
Kalzium	(mg)	14
Magnesium	(mg)	13
Phosphor	(mg)	9
Eisen	(mg)	0,2
Kupfer	(mg)	0,04
Zink	(mg)	0,1
Schwefel	(mg)	6
Chlor	(mg)	45

Vitamine

Vitamin A	(µg)	0
Carotin	(µg)	100
Vitamin D	(µg)	0
Vitamin B_1 (Thiamin)	(mg)	0,05
Vitamin B_2 (Riboflavin)	(mg)	0,03
Niacin (Nicotinsäureamid)	(mg)	0,5
Vitamin C	(mg)	25
Vitamin E	(mg)	0,1
Vitamin B_6	(mg)	0,07
Vitamin B_{12}	(µg)	0
Folsäure	(µg)	30
Pantothensäure	(mg)	0,23
Biotin	(µg)	–

MELONE, Wasser roh			NEKTARINE roh			OLIVE		
Nährwerte			**Nährwerte**			**Nährwerte**		
Wasser	(g)	94,0	Wasser	(g)	80,2	Wasser	(g)	76,5
Zucker	(g)	5,3	Zucker	(g)	12,4	Zucker	(g)	+
Stärke	(g)	0	Stärke	(g)	0	Stärke	(g)	0
Faserstoffe	(g)	–	Faserstoffe	(g)	2,4	Faserstoffe	(g)	4,4
Gesamtstickstoff	(g)	0,06	Gesamtstickstoff	(g)	0,15	Gesamtstickstoff	(g)	0,14
Energie	kcal	21	Energie	kcal	50	Energie	kcal	103
	kJ	92		kJ	214		kJ	422
Eiweiß	(g)	0,4	Eiweiß	(g)	0,9	Eiweiß	(g)	0,9
Fett	(g)	+	Fett	(g)	+	Fett	(g)	11,0
Kohlenhydrate	(g)	5,3	Kohlenhydrate	(g)	12,4	Kohlenhydrate	(g)	+
Mineralien/ Spurenelemente			**Mineralien/ Spurenelemente**			**Mineralien/ Spurenelemente**		
Natrium	(mg)	4	Natrium	(mg)	9	Natrium	(mg)	2250
Kalium	(mg)	120	Kalium	(mg)	270	Kalium	(mg)	91
Kalzium	(mg)	5	Kalzium	(mg)	4	Kalzium	(mg)	61
Magnesium	(mg)	11	Magnesium	(mg)	13	Magnesium	(mg)	22
Phosphor	(mg)	8	Phosphor	(mg)	24	Phosphor	(mg)	17
Eisen	(mg)	0,3	Eisen	(mg)	0,5	Eisen	(mg)	1,0
Kupfer	(mg)	0,03	Kupfer	(mg)	0,06	Kupfer	(mg)	0,23
Zink	(mg)	0,1	Zink	(mg)	0,1	Zink	(mg)	–
Schwefel	(mg)	–	Schwefel	(mg)	10	Schwefel	(mg)	36
Chlor	(mg)	–	Chlor	(mg)	5	Chlor	(mg)	3750
Vitamine			**Vitamine**			**Vitamine**		
Vitamin A	(µg)	0	Vitamin A	(µg)	0	Vitamin A	(µg)	0
Carotin	(µg)	20	Carotin	(µg)	500	Carotin	(µg)	180
Vitamin D	(µg)	0	Vitamin D	(µg)	0	Vitamin D	(µg)	0
Vitamin B_1 (Thiamin)	(mg)	0,02	Vitamin B_1 (Thiamin)	(mg)	0,02	Vitamin B_1 (Thiamin)	(mg)	+
Vitamin B_2 (Riboflavin)	(mg)	0,02	Vitamin B_2 (Riboflavin)	(mg)	0,05	Vitamin B_2 (Riboflavin)	(mg)	+
Niacin (Nicotin-säureamid)	(mg)	0,2	Niacin (Nicotin-säureamid)	(mg)	1,0	Niacin (Nicotin-säureamid)	(mg)	+
Vitamin C	(mg)	5	Vitamin C	(mg)	8	Vitamin C	(mg)	0
Vitamin E	(mg)	0,1	Vitamin E	(mg)	–	Vitamin E	(mg)	–
Vitamin B_6	(mg)	0,07	Vitamin B_6	(mg)	0,02	Vitamin B_6	(mg)	0,02
Vitamin B_{12}	(µg)	0	Vitamin B_{12}	(µg)	0	Vitamin B_{12}	(µg)	0
Folsäure	(µg)	2	Folsäure	(µg)	5	Folsäure	(µg)	–
Pantothensäure	(mg)	1,55	Pantothensäure	(mg)	0,15	Pantothensäure	(mg)	0,02
Biotin	(µg)	–	Biotin	(µg)	–	Biotin	(µg)	+

ORANGEN
roh

Nährwerte

Wasser	(g)	86,1
Zucker	(g)	8,5
Stärke	(g)	0
Faserstoffe	(g)	2,0
Gesamtstickstoff	(g)	0,13
Energie	kcal	35
	kJ	150
Eiweiß	(g)	0,8
Fett	(g)	+
Kohlenhydrate	(g)	8,5

Mineralien/ Spurenelemente

Natrium	(mg)	3
Kalium	(mg)	200
Kalzium	(mg)	4[illegible]
Magnesium	(mg)	13
Phosphor	(mg)	24
Eisen	(mg)	0,3
Kupfer	(mg)	0,07
Zink	(mg)	0,3
Schwefel	(mg)	9
Chlor	(mg)	3

Vitamine

Vitamin A	(µg)	0
Carotin	(µg)	50
Vitamin D	(µg)	0
Vitamin B_1 (Thiamin)	(mg)	0,10
Vitamin B_2 (Riboflavin)	(mg)	0,03
Niacin (Nicotin-säureamid)	(mg)	0,2
Vitamin C	(mg)	50
Vitamin E	(mg)	0,2
Vitamin B_6	(mg)	0,06
Vitamin B_{12}	(µg)	0
Folsäure	(µg)	37
Pantothensäure	(mg)	0,25
Biotin	(µg)	1,0

ORANGENSAFT

Nährwerte

Wasser	(g)	87,7
Zucker	(g)	9,4
Stärke	(g)	0
Faserstoffe	(g)	0
Gesamtstickstoff	(g)	0,10
Energie	kcal	38
	Kj	161
Eiweiß	(g)	0,6
Fett	(g)	+
Kohlenhydrate	(g)	9,4

Mineralien/ Spurenelemente

Natrium	(mg)	2
Kalium	(mg)	180
Kalzium	(mg)	12
Magnesium	(mg)	12
Phosphor	(mg)	22
Eisen	(mg)	0,3
Kupfer	(mg)	0,05
Zink	(mg)	0,2
Schwefel	(mg)	5
Chlor	(mg)	1

Vitamine

Vitamin A	(µg)	0
Carotin	(µg)	50
Vitamin D	(µg)	0
Vitamin B_1 (Thiamin)	(mg)	0,08
Vitamin B_2 (Riboflavin)	(mg)	0,02
Niacin (Nicotin-säureamid)	(mg)	0,2
Vitamin C	(mg)	50
Vitamin E	(mg)	+
Vitamin B_6	(mg)	0,04
Vitamin B_{12}	(µg)	0
Folsäure	(µg)	37
Pantothensäure	(mg)	0,19
Biotin	(µg)	0,8

PAPAYA

Nährwerte

Wasser	(g)	80,4
Zucker	(g)	17,0
Stärke	(g)	0
Faserstoffe	(g)	0,5
Gesamtstickstoff	(g)	0,03
Energie	kcal	65
	kJ	275
Eiweiß	(g)	0,2
Fett	(g)	+
Kohlenhydrate	(g)	17,0

Mineralien/ Spurenelemente

Natrium	(mg)	8
Kalium	(mg)	110
Kalzium	(mg)	23
Magnesium	(mg)	8
Phosphor	(mg)	6
Eisen	(mg)	0,4
Kupfer	(mg)	0,10
Zink	(mg)	0,3
Schwefel	(mg)	–
Chlor	(mg)	40

Vitamine

Vitamin A	(µg)	0
Carotin	(µg)	500
Vitamin D	(µg)	0
Vitamin B_1 (Thiamin)	(mg)	0,02
Vitamin B_2 (Riboflavin)	(mg)	0,02
Niacin (Nicotin-säureamid)	(mg)	0,2
Vitamin C	(mg)	15
Vitamin E	(mg)	–
Vitamin B_6	(mg)	–
Vitamin B_{12}	(µg)	0
Folsäure	(µg)	–
Pantothensäure	(mg)	0,20
Biotin	(µg)	–

PASSIONSFRUCHT
roh

Nährwerte

Wasser	(g)	73,3
Zucker	(g)	6,2
Stärke	(g)	0
Faserstoffe	(g)	15,9
Gesamtstickstoff	(g)	0,44
Energie	kcal	34
	kJ	147
Eiweiß	(g)	2,8
Fett	(g)	+
Kohlenhydrate	(g)	6,2

Mineralien/ Spurenelemente

Natrium	(mg)	28
Kalium	(mg)	350
Kalzium	(mg)	16
Magnesium	(mg)	39
Phosphor	(mg)	54
Eisen	(mg)	1,1
Kupfer	(mg)	0,12
Zink	(mg)	–
Schwefel	(mg)	19
Chlor	(mg)	37

Vitamine

Vitamin A	(µg)	0
Carotin	(µg)	10
Vitamin D	(µg)	0
Vitamin B_1 (Thiamin)	(mg)	+
Vitamin B_2 (Riboflavin)	(mg)	0,10
Niacin (Nicotin-säureamid)	(mg)	1,5
Vitamin C	(mg)	20
Vitamin E	(mg)	–
Vitamin B_6	(mg)	–
Vitamin B_{12}	(µg)	0
Folsäure	(µg)	–
Pantothensäure	(mg)	–
Biotin	(µg)	–

PFIRSICH

Nährwerte

Wasser	(g)	86,2
Zucker	(g)	9,1
Stärke	(g)	0
Faserstoffe	(g)	1,4
Gesamtstickstoff	(g)	0,10
Energie	kcal	37
	kJ	156
Eiweiß	(g)	0,6
Fett	(g)	+
Kohlenhydrate	(g)	9,1

Mineralien/ Spurenelemente

Natrium	(mg)	3
Kalium	(mg)	260
Kalzium	(mg)	5
Magnesium	(mg)	8
Phosphor	(mg)	19
Eisen	(mg)	0,4
Kupfer	(mg)	0,05
Zink	(mg)	0,1
Schwefel	(mg)	5
Chlor	(mg)	+

Vitamine

Vitamin A	(µg)	0
Carotin	(µg)	500
Vitamin D	(µg)	0
Vitamin B_1 (Thiamin)	(mg)	0,02
Vitamin B_2 (Riboflavin)	(mg)	0,04
Niacin (Nicotin-säureamid)	(mg)	0,9
Vitamin C	(mg)	7
Vitamin E	(mg)	–
Vitamin B_6	(mg)	0,02
Vitamin B_{12}	(µg)	0
Folsäure	(µg)	3
Pantothensäure	(mg)	0,15
Biotin	(µg)	0,2

PFIRSICH
getrocknet

Nährwerte

Wasser	(g)	15,5
Zucker	(g)	53,0
Stärke	(g)	0
Faserstoffe	(g)	14,3
Gesamtstickstoff	(g)	0,55
Energie	kcal	212
	kJ	906
Eiweiß	(g)	3,4
Fett	(g)	+
Kohlenhydrate	(g)	53,0

Mineralien/ Spurenelemente

Natrium	(mg)	6
Kalium	(mg)	1100
Kalzium	(mg)	36
Magnesium	(mg)	54
Phosphor	(mg)	120
Eisen	(mg)	6,8
Kupfer	(mg)	0,63
Zink	(mg)	–
Schwefel	(mg)	240
Chlor	(mg)	11

Vitamine

Vitamin A	(µg)	0
Carotin	(µg)	2000
Vitamin D	(µg)	0
Vitamin B_1 (Thiamin)	(mg)	+
Vitamin B_2 (Riboflavin)	(mg)	0,19
Niacin (Nicotin-säureamid)	(mg)	5,3
Vitamin C	(mg)	+
Vitamin E	(mg)	–
Vitamin B_6	(mg)	0,10
Vitamin B_{12}	(µg)	0
Folsäure	(µg)	14
Pantothensäure	(mg)	0,30
Biotin	(µg)	–

PFLAUMEN
frisch

Nährwerte

Wasser	(g)	84,1
Zucker	(g)	9,6
Stärke	(g)	0
Faserstoffe	(g)	2,1
Gesamtstickstoff	(g)	0,09
Energie	kcal	38
	kJ	164
Eiweiß	(g)	0,6
Fett	(g)	+
Kohlenhydrate	(g)	9,6

Mineralien/ Spurenelemente

Natrium	(mg)	2
Kalium	(mg)	190
Kalzium	(mg)	11
Magnesium	(mg)	7
Phosphor	(mg)	16
Eisen	(mg)	0,4
Kupfer	(mg)	0,10
Zink	(mg)	+
Schwefel	(mg)	4
Chlor	(mg)	+

Vitamine

Vitamin A	(µg)	0
Carotin	(µg)	220
Vitamin D	(µg)	0
Vitamin B_1 (Thiamin)	(mg)	0,05
Vitamin B_2 (Riboflavin)	(mg)	0,03
Niacin (Nicotinsäureamid)	(mg)	0,5
Vitamin C	(mg)	3
Vitamin E	(mg)	0,7
Vitamin B_6	(mg)	0,05
Vitamin B_{12}	(µg)	0
Folsäure	(µg)	3
Pantothensäure	(mg)	0,15
Biotin	(µg)	+

PFLAUMEN
gekocht mit Zucker

Nährwerte

Wasser	(g)	86,3
Zucker	(g)	5,2
Stärke	(g)	0
Faserstoffe	(g)	2,2
Gesamtstickstoff	(g)	0,08
Energie	kcal	22
	kJ	92
Eiweiß	(g)	0,5
Fett	(g)	+
Kohlenhydrate	(g)	5,2

Mineralien/ Spurenelemente

Natrium	(mg)	2
Kalium	(mg)	160
Kalzium	(mg)	12
Magnesium	(mg)	6
Phosphor	(mg)	12
Eisen	(mg)	0,3
Kupfer	(mg)	0,08
Zink	(mg)	+
Schwefel	(mg)	3
Chlor	(mg)	+

Vitamine

Vitamin A	(µg)	0
Carotin	(µg)	180
Vitamin D	(µg)	0
Vitamin B_1 (Thiamin)	(mg)	0,04
Vitamin B_2 (Riboflavin)	(mg)	0,03
Niacin (Nicotinsäureamid)	(mg)	0,5
Vitamin C	(mg)	3
Vitamin E	(mg)	0,5
Vitamin B_6	(mg)	0,03
Vitamin B_{12}	(µg)	0
Folsäure	(µg)	1
Pantothensäure	(mg)	0,12
Biotin	(µg)	+

PREISELBEERE
roh

Nährwerte

Wasser	(g)	87,0
Zucker	(g)	3,5
Stärke	(g)	0
Faserstoffe	(g)	4,2
Gesamtstickstoff	(g)	0,06
Energie	kcal	15
	kJ	63
Eiweiß	(g)	0,4
Fett	(g)	+
Kohlenhydrate	(g)	3,5

Mineralien/ Spurenelemente

Natrium	(mg)	2
Kalium	(mg)	120
Kalzium	(mg)	15
Magnesium	(mg)	8
Phosphor	(mg)	11
Eisen	(mg)	1,1
Kupfer	(mg)	0,14
Zink	(mg)	–
Schwefel	(mg)	11
Chlor	(mg)	+

Vitamine

Vitamin A	(µg)	0
Carotin	(µg)	20
Vitamin D	(µg)	0
Vitamin B_1 (Thiamin)	(mg)	0,03
Vitamin B_2 (Riboflavin)	(mg)	0,05
Niacin (Nicotinsäureamid)	(mg)	0,2
Vitamin C	(mg)	3
Vitamin E	(mg)	0,1
Vitamin B_6	(mg)	0,04
Vitamin B_{12}	(µg)	0
Folsäure	(µg)	2
Pantothensäure	(mg)	0,22
Biotin	(µg)	–

RHABARBER
frisch

Nährwerte

Wasser	(g)	94,2
Zucker	(g)	1,0
Stärke	(g)	0
Faserstoffe	(g)	2,6
Gesamtstickstoff	(g)	0,10
Energie	kcal	6
	kJ	26
Eiweiß	(g)	0,6
Fett	(g)	+
Kohlenhydrate	(g)	1,0

Mineralien/ Spurenelemente

Natrium	(mg)	2
Kalium	(mg)	430
Kalzium	(mg)	100
Magnesium	(mg)	14
Phosphor	(mg)	41
Eisen	(mg)	0,4
Kupfer	(mg)	0,13
Zink	(mg)	–
Schwefel	(mg)	8
Chlor	(mg)	87

Vitamine

Vitamin A	(µg)	0
Carotin	(µg)	60
Vitamin D	(µg)	0
Vitamin B_1 (Thiamin)	(mg)	0,01
Vitamin B_2 (Riboflavin)	(mg)	0,03
Niacin (Nicotinsäureamid)	(mg)	0,3
Vitamin C	(mg)	10
Vitamin E	(mg)	0,2
Vitamin B_6	(mg)	0,03
Vitamin B_{12}	(µg)	0
Folsäure	(µg)	8
Pantothensäure	(mg)	0,08
Biotin	(µg)	–

RHABARBER
gekocht mit Zucker

Nährwerte

Wasser	(g)	94,6
Zucker	(g)	0,9
Stärke	(g)	0
Faserstoffe	(g)	2,4
Gesamtstickstoff	(g)	0,09
Energie	kcal	6
	kJ	25
Eiweiß	(g)	0,6
Fett	(g)	+
Kohlenhydrate	(g)	0,9

Mineralien/ Spurenelemente

Natrium	(mg)	2
Kalium	(mg)	400
Kalzium	(mg)	93
Magnesium	(mg)	13
Phosphor	(mg)	19
Eisen	(mg)	0,4
Kupfer	(mg)	0,12
Zink	(mg)	–
Schwefel	(mg)	7
Chlor	(mg)	81

Vitamine

Vitamin A	(µg)	0
Carotin	(µg)	55
Vitamin D	(µg)	0
Vitamin B_1 (Thiamin)	(mg)	+
Vitamin B_2 (Riboflavin)	(mg)	0,03
Niacin (Nicotinsäureamid)	(mg)	0,3
Vitamin C	(mg)	8
Vitamin E	(mg)	0,2
Vitamin B_6	(mg)	0,02
Vitamin B_{12}	(µg)	0
Folsäure	(µg)	4
Pantothensäure	(mg)	0,05
Biotin	(µg)	–

ROSINEN
getrocknet

Nährwerte

Wasser	(g)	21,5
Zucker	(g)	64,4
Stärke	(g)	0
Faserstoffe	(g)	6,8
Gesamtstickstoff	(g)	0,17
Energie	kcal	246
	kJ	1049
Eiweiß	(g)	1,1
Fett	(g)	+
Kohlenhydrate	(g)	64,4

Mineralien/ Spurenelemente

Natrium	(mg)	52
Kalium	(mg)	860
Kalzium	(mg)	61
Magnesium	(mg)	42
Phosphor	(mg)	33
Eisen	(mg)	1,6
Kupfer	(mg)	0,24
Zink	(mg)	0,1
Schwefel	(mg)	23
Chlor	(mg)	9

Vitamine

Vitamin A	(µg)	0
Carotin	(µg)	30
Vitamin D	(µg)	0
Vitamin B_1 (Thiamin)	(mg)	0,10
Vitamin B_2 (Riboflavin)	(mg)	0,08
Niacin (Nicotinsäureamid)	(mg)	0,5
Vitamin C	(mg)	0
Vitamin E	(mg)	–
Vitamin B_6	(mg)	0,30
Vitamin B_{12}	(µg)	0
Folsäure	(µg)	4
Pantothensäure	(mg)	0,10
Biotin	(µg)	–

TRAUBEN, blau
roh

Nährwerte

Wasser	(g)	80,7
Zucker	(g)	15,5
Stärke	(g)	0
Faserstoffe	(g)	0,4
Gesamtstickstoff	(g)	0,09
Energie	kcal	61
	kJ	258
Eiweiß	(g)	0,6
Fett	(g)	+
Kohlenhydrate	(g)	15,5

Mineralien/ Spurenelemente

Natrium	(mg)	2
Kalium	(mg)	320
Kalzium	(mg)	4
Magnesium	(mg)	4
Phosphor	(mg)	16
Eisen	(mg)	0,3
Kupfer	(mg)	0,08
Zink	(mg)	0,1
Schwefel	(mg)	7
Chlor	(mg)	+

Vitamine

Vitamin A	(µg)	0
Carotin	(µg)	+
Vitamin D	(µg)	0
Vitamin B_1 (Thiamin)	(mg)	0,04
Vitamin B_2 (Riboflavin)	(mg)	0,02
Niacin (Nicotinsäureamid)	(mg)	0,3
Vitamin C	(mg)	4
Vitamin E	(mg)	–
Vitamin B_6	(mg)	0,10
Vitamin B_{12}	(µg)	0
Folsäure	(µg)	6
Pantothensäure	(mg)	0,05
Biotin	(µg)	0,3

TRAUBEN, weiße
roh

Nährwerte

Wasser	(g)	79,3
Zucker	(g)	16,1
Stärke	(g)	0
Faserstoffe	(g)	0,9
Gesamtstickstoff	(g)	0,10
Energie	kcal	63
	Kj	268
Eiweiß	(g)	0,6
Fett	(g)	+
Kohlenhydrate	(g)	16,1

Mineralien/ Spurenelemente

Natrium	(mg)	2
Kalium	(mg)	250
Kalzium	(mg)	19
Magnesium	(mg)	7
Phosphor	(mg)	22
Eisen	(mg)	0,3
Kupfer	(mg)	0,10
Zink	(mg)	0,1
Schwefel	(mg)	9
Chlor	(mg)	+

Vitamine

Vitamin A	(µg)	0
Carotin	(µg)	+
Vitamin D	(µg)	0
Vitamin B_1 (Thiamin)	(mg)	0,04
Vitamin B_2 (Riboflavin)	(mg)	0,02
Niacin (Nicotinsäureamid)	(mg)	0,3
Vitamin C	(mg)	4
Vitamin E	(mg)	–
Vitamin B_6	(mg)	0,10
Vitamin B_{12}	(µg)	0
Folsäure	(µg)	6
Pantothensäure	(mg)	0,05
Biotin	(µg)	0,3

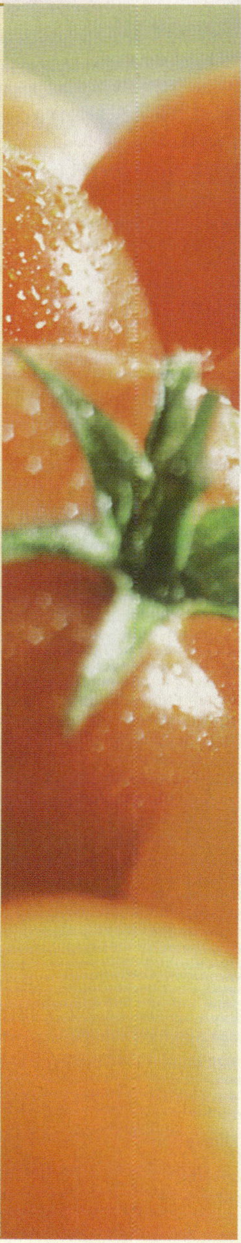

Nüsse

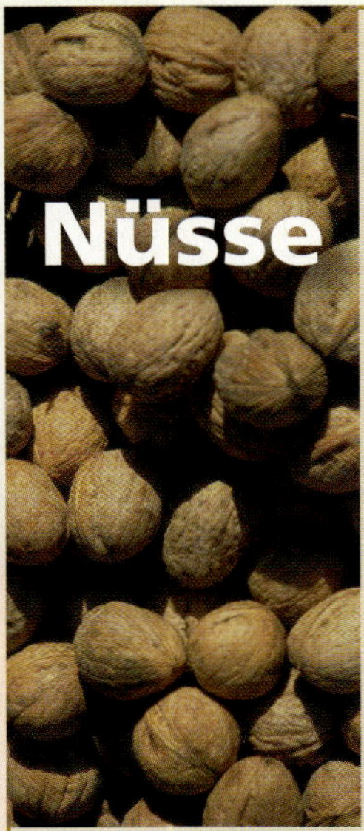

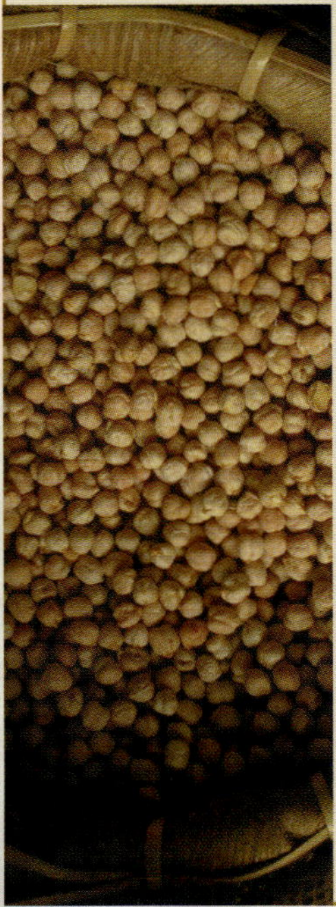

BARCELONA NÜSSE
mit Schalen

Nährwerte		
Wasser	(g)	3,5
Zucker	(g)	2,1
Stärke	(g)	1,1
Faserstoffe	(g)	6,4
Gesamtstickstoff	(g)	1,28
Energie	kcal	396
	kJ	1632
Eiweiß	(g)	6,8
Fett	(g)	39,6
Kohlenhydrate	(g)	3,2

Mineralien/ Spurenelemente		
Natrium	(mg)	2
Kalium	(mg)	580
Kalzium	(mg)	110
Magnesium	(mg)	130
Phosphor	(mg)	190
Eisen	(mg)	1,8
Kupfer	(mg)	0,60
Zink	(mg)	–
Schwefel	(mg)	110
Chlor	(mg)	21

Vitamine		
Vitamin A	(µg)	0
Carotin	(µg)	0
Vitamin D	(µg)	0
Vitamin B_1 (Thiamin)	(mg)	0,07
Vitamin B_2 (Riboflavin)	(mg)	–
Niacin (Nicotinsäureamid)	(mg)	–
Vitamin C	(mg)	+
Vitamin E	(mg)	–
Vitamin B_6	(mg)	–
Vitamin B_{12}	(µg)	0
Folsäure	(µg)	–
Pantothensäure	(mg)	–
Biotin	(µg)	–

BARCELONA NÜSSE
ohne Schalen

Nährwerte		
Wasser	(g)	5,7
Zucker	(g)	3,4
Stärke	(g)	1,8
Faserstoffe	(g)	10,3
Gesamtstickstoff	(g)	2,06
Energie	kcal	639
	kJ	2637
Eiweiß	(g)	10,9
Fett	(g)	64,0
Kohlenhydrate	(g)	5,2

Mineralien/ Spurenelemente		
Natrium	(mg)	3
Kalium	(mg)	940
Kalzium	(mg)	170
Magnesium	(mg)	200
Phosphor	(mg)	300
Eisen	(mg)	3,0
Kupfer	(mg)	0,96
Zink	(mg)	–
Schwefel	(mg)	180
Chlor	(mg)	34

Vitamine		
Vitamin A	(µg)	0
Carotin	(µg)	0
Vitamin D	(µg)	0
Vitamin B_1 (Thiamin)	(mg)	0,11
Vitamin B_2 (Riboflavin)	(mg)	–
Niacin (Nicotinsäureamid)	(mg)	–
Vitamin C	(mg)	+
Vitamin E	(mg)	–
Vitamin B_6	(mg)	–
Vitamin B_{12}	(µg)	0
Folsäure	(µg)	–
Pantothensäure	(mg)	–
Biotin	(µg)	–

BRASILIENNÜSSE
mit Schalen

Nährwerte		
Wasser	(g)	3,8
Zucker	(g)	0,8
Stärke	(g)	1,1
Faserstoffe	(g)	4,1
Gesamtstickstoff	(g)	0,99
Energie	kcal	277
	kJ	1142
Eiweiß	(g)	5,4
Fett	(g)	27,6
Kohlenhydrate	(g)	1,8
Mineralien/ Spurenelemente		
Natrium	(mg)	1
Kalium	(mg)	340
Kalzium	(mg)	79
Magnesium	(mg)	190
Phosphor	(mg)	270
Eisen	(mg)	1,3
Kupfer	(mg)	0,50
Zink	(mg)	1,9
Schwefel	(mg)	130
Chlor	(mg)	27
Vitamine		
Vitamin A	(µg)	0
Carotin	(µg)	0
Vitamin D	(µg)	0
Vitamin B_1 (Thiamin)	(mg)	0,45
Vitamin B_2 (Riboflavin)	(mg)	0,05
Niacin (Nicotinsäureamid)	(mg)	0,7
Vitamin C	(mg)	–
Vitamin E	(mg)	2,9
Vitamin B_6	(mg)	0,08
Vitamin B_{12}	(µg)	0
Folsäure	(µg)	–
Pantothensäure	(mg)	0,10
Biotin	(µg)	–

BRASILIENNÜSSE
ohne Schalen

Nährwerte		
Wasser	(g)	8,5
Zucker	(g)	1,7
Stärke	(g)	2,4
Faserstoffe	(g)	9,0
Gesamtstickstoff	(g)	2,21
Energie	kcal	619
	kJ	2545
Eiweiß	(g)	12,0
Fett	(g)	61,5
Kohlenhydrate	(g)	4,1
Mineralien/ Spurenelemente		
Natrium	(mg)	2
Kalium	(mg)	760
Kalzium	(mg)	180
Magnesium	(mg)	410
Phosphor	(mg)	590
Eisen	(mg)	2,8
Kupfer	(mg)	1,10
Zink	(mg)	4,2
Schwefel	(mg)	290
Chlor	(mg)	61
Vitamine		
Vitamin A	(µg)	0
Carotin	(µg)	0
Vitamin D	(µg)	0
Vitamin B_1 (Thiamin)	(mg)	1,00
Vitamin B_2 (Riboflavin)	(mg)	0,12
Niacin (Nicotinsäureamid)	(mg)	1,6
Vitamin C	(mg)	+
Vitamin E	(mg)	6,5
Vitamin B_6	(mg)	0,17
Vitamin B_{12}	(µg)	0
Folsäure	(µg)	–
Pantothensäure	(mg)	0,23
Biotin	(µg)	–

ERDNÜSSE
Frisch, ohne Schalen

Nährwerte		
Wasser	(g)	4,5
Zucker	(g)	3,1
Stärke	(g)	5,5
Faserstoffe	(g)	8,1
Gesamtstickstoff	(g)	4,50
Energie	kcal	570
	kJ	2364
Eiweiß	(g)	24,3
Fett	(g)	49,0
Kohlenhydrate	(g)	8,4
Mineralien/ Spurenelemente		
Natrium	(mg)	6
Kalium	(mg)	680
Kalzium	(mg)	61
Magnesium	(mg)	180
Phosphor	(mg)	370
Eisen	(mg)	2,0
Kupfer	(mg)	0,27
Zink	(mg)	3,0
Schwefel	(mg)	380
Chlor	(mg)	7
Vitamine		
Vitamin A	(µg)	0
Carotin	(µg)	0
Vitamin D	(µg)	0
Vitamin B_1 (Thiamin)	(mg)	0,90
Vitamin B_2 (Riboflavin)	(mg)	0,10
Niacin (Nicotinsäureamid)	(mg)	16
Vitamin C	(mg)	+
Vitamin E	(mg)	8,1
Vitamin B_6	(mg)	0,50
Vitamin B_{12}	(µg)	0
Folsäure	(µg)	110
Pantothensäure	(mg)	2,7
Biotin	(µg)	–

ERDNÜSSE
geröstet, geschält, + Salz

Nährwerte		
Wasser	(g)	4,5
Zucker	(g)	3,1
Stärke	(g)	5,5
Faserstoffe	(g)	8,1
Gesamtstickstoff	(g)	4,50
Energie	kcal	570
	kJ	2364
Eiweiß	(g)	24,3
Fett	(g)	49,0
Kohlenhydrate	(g)	8,6
Mineralien/ Spurenelemente		
Natrium	(mg)	440
Kalium	(mg)	680
Kalzium	(mg)	61
Magnesium	(mg)	180
Phosphor	(mg)	370
Eisen	(mg)	2,0
Kupfer	(mg)	0,27
Zink	(mg)	3,0
Schwefel	(mg)	380
Chlor	(mg)	660
Vitamine		
Vitamin A	(µg)	0
Carotin	(µg)	0
Vitamin D	(µg)	0
Vitamin B_1 (Thiamin)	(mg)	0,23
Vitamin B_2 (Riboflavin)	(mg)	0,10
Niacin (Nicotinsäureamid)	(mg)	16
Vitamin C	(mg)	+
Vitamin E	(mg)	8,1
Vitamin B_6	(mg)	0,40
Vitamin B_{12}	(µg)	0
Folsäure	(µg)	–
Pantothensäure	(mg)	2,1
Biotin	(µg)	–

ERDNÜSSE
mit + Schalen

Nährwerte		
Wasser	(g)	3,1
Zucker	(g)	2,1
Stärke	(g)	3,8
Faserstoffe	(g)	5,6
Gesamtstickstoff	(g)	3,10
Energie	kcal	394
	kJ	1631
Eiweiß	(g)	16,8
Fett	(g)	33,8
Kohlenhydrate	(g)	5,9
Mineralien/ Spurenelemente		
Natrium	(mg)	4
Kalium	(mg)	470
Kalzium	(mg)	42
Magnesium	(mg)	130
Phosphor	(mg)	250
Eisen	(mg)	1,4
Kupfer	(mg)	0,19
Zink	(mg)	2,1
Schwefel	(mg)	260
Chlor	(mg)	5
Vitamine		
Vitamin A	(µg)	0
Carotin	(µg)	0
Vitamin D	(µg)	0
Vitamin B_1 (Thiamin)	(mg)	0,62
Vitamin B_2 (Riboflavin)	(mg)	0,07
Niacin (Nicotinsäureamid)	(mg)	11
Vitamin C	(mg)	+
Vitamin E	(mg)	5,6
Vitamin B_6	(mg)	0,35
Vitamin B_{12}	(µg)	0
Folsäure	(µg)	76
Pantothensäure	(mg)	1,9
Biotin	(µg)	–

ERDNUSSBUTTER

Nährwerte		
Wasser	(g)	1,1
Zucker	(g)	6,7
Stärke	(g)	6,4
Faserstoffe	(g)	7,6
Gesamtstickstoff	(g)	4,17
Energie	kcal	623
	kJ	2581
Eiweiß	(g)	22,6
Fett	(g)	53,7
Kohlenhydrate	(g)	13,1
Mineralien/ Spurenelemente		
Natrium	(mg)	350
Kalium	(mg)	700
Kalzium	(mg)	37
Magnesium	(mg)	180
Phosphor	(mg)	330
Eisen	(mg)	2,1
Kupfer	(mg)	0,70
Zink	(mg)	3,0
Schwefel	(mg)	–
Chlor	(mg)	500
Vitamine		
Vitamin A	(µg)	0
Carotin	(µg)	0
Vitamin D	(µg)	0
Vitamin B_1 (Thiamin)	(mg)	0,17
Vitamin B_2 (Riboflavin)	(mg)	0,10
Niacin (Nicotinsäureamid)	(mg)	15
Vitamin C	(mg)	+
Vitamin E	(mg)	4,7
Vitamin B_6	(mg)	0,50
Vitamin B_{12}	(µg)	0
Folsäure	(µg)	53
Pantothensäure	(mg)	2,1
Biotin	(µg)	–

HASELNÜSSE
mit Schalen

Nährwerte		
Wasser	(g)	14,8
Zucker	(g)	1,7
Stärke	(g)	0,8
Faserstoffe	(g)	2,2
Gesamtstickstoff	(g)	0,52
Energie	kcal	137
	kJ	567
Eiweiß	(g)	2,8
Fett	(g)	13,0
Kohlenhydrate	(g)	2,4
Mineralien/ Spurenelemente		
Natrium	(mg)	1
Kalium	(mg)	120
Kalzium	(mg)	16
Magnesium	(mg)	20
Phosphor	(mg)	82
Eisen	(mg)	0,4
Kupfer	(mg)	0,08
Zink	(mg)	0,9
Schwefel	(mg)	27
Chlor	(mg)	2
Vitamine		
Vitamin A	(µg)	0
Carotin	(µg)	0
Vitamin D	(µg)	0
Vitamin B_1 (Thiamin)	(mg)	0,14
Vitamin B_2 (Riboflavin)	(mg)	–
Niacin (Nicotinsäureamid)	(mg)	0,3
Vitamin C	(mg)	+
Vitamin E	(mg)	7,6
Vitamin B_6	(mg)	0,20
Vitamin B_{12}	(µg)	0
Folsäure	(µg)	26
Pantothensäure	(mg)	0,20
Biotin	(µg)	–

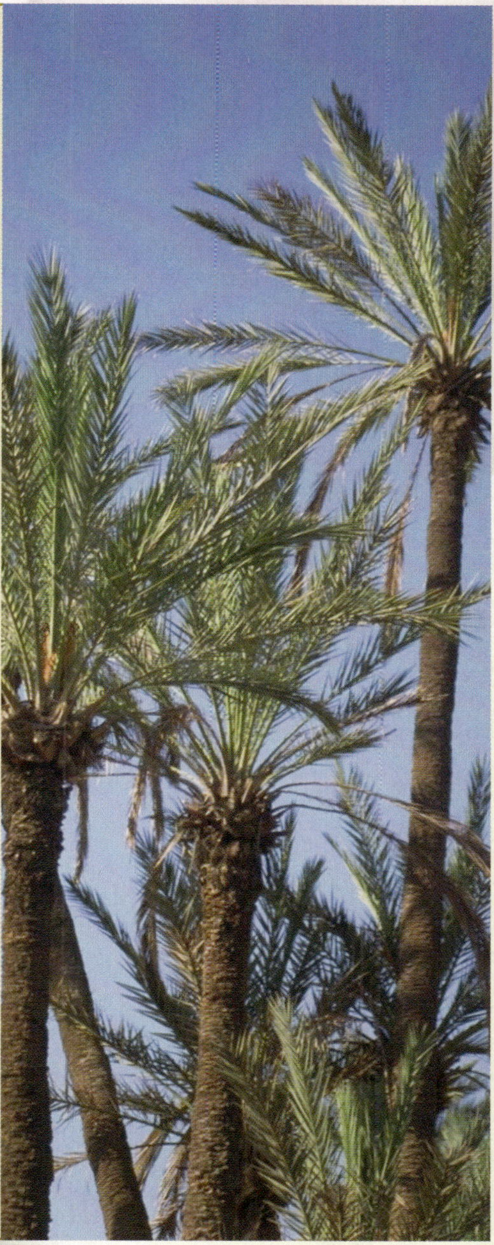

	HASELNÜSSE ohne Schalen			KOKOSNUSS frisch			KOKOSNUSSMILCH	
Nährwerte			**Nährwerte**			**Nährwerte**		
Wasser	(g)	41,1	Wasser	(g)	42,0	Wasser	(g)	92,2
Zucker	(g)	4,7	Zucker	(g)	3,7	Zucker	(g)	4,9
Stärke	(g)	2,1	Stärke	(g)	0	Stärke	(g)	0
Faserstoffe	(g)	6,1	Faserstoffe	(g)	13,6	Faserstoffe	(g)	+
Gesamtstickstoff	(g)	1,44	Gesamtstickstoff	(g)	0,61	Gesamtstickstoff	(g)	0,06
Energie	kcal	380	Energie	kcal	351	Energie	kcal	21
	kJ	1570		kJ	1446		kJ	91
Eiweiß	(g)	7,6	Eiweiß	(g)	3,2	Eiweiß	(g)	0,3
Fett	(g)	36,0	Fett	(g)	36,0	Fett	(g)	0,2
Kohlenhydrate	(g)	6,8	Kohlenhydrate	(g)	3,7	Kohlenhydrate	(g)	4,9
Mineralien/ Spurenelemente			**Mineralien/ Spurenelemente**			**Mineralien/ Spurenelemente**		
Natrium	(mg)	1	Natrium	(mg)	17	Natrium	(mg)	110
Kalium	(mg)	350	Kalium	(mg)	440	Kalium	(mg)	310
Kalzium	(mg)	44	Kalzium	(mg)	13	Kalzium	(mg)	29
Magnesium	(mg)	56	Magnesium	(mg)	52	Magnesium	(mg)	30
Phosphor	(mg)	230	Phosphor	(mg)	94	Phosphor	(mg)	37
Eisen	(mg)	1,1	Eisen	(mg)	2,1	Eisen	(mg)	0,1
Kupfer	(mg)	0,21	Kupfer	(mg)	0,32	Kupfer	(mg)	0,04
Zink	(mg)	2,4	Zink	(mg)	0,5	Zink	(mg)	–
Schwefel	(mg)	75	Schwefel	(mg)	44	Schwefel	(mg)	24
Chlor	(mg)	6	Chlor	(mg)	110	Chlor	(mg)	180
Vitamine			**Vitamine**			**Vitamine**		
Vitamin A	(µg)	0	Vitamin A	(µg)	0	Vitamin A	(µg)	0
Carotin	(µg)	0	Carotin	(µg)	0	Carotin	(µg)	0
Vitamin D	(µg)	0	Vitamin D	(µg)	0	Vitamin D	(µg)	0
Vitamin B_1 (Thiamin)	(mg)	0,40	Vitamin B_1 (Thiamin)	(mg)	0,03	Vitamin B_1 (Thiamin)	(mg)	+
Vitamin B_2 (Riboflavin)	(mg)	–	Vitamin B_2 (Riboflavin)	(mg)	0,02	Vitamin B_2 (Riboflavin)	(mg)	+
Niacin (Nicotinsäureamid)	(mg)	0,9	Niacin (Nicotinsäureamid)	(mg)	0,3	Niacin (Nicotinsäureamid)	(mg)	0,1
Vitamin C	(mg)	+	Vitamin C	(mg)	2	Vitamin C	(mg)	2
Vitamin E	(mg)	21,0	Vitamin E	(mg)	0,7	Vitamin E	(mg)	+
Vitamin B_6	(mg)	0,55	Vitamin B_6	(mg)	0,04	Vitamin B_6	(mg)	0,03
Vitamin B_{12}	(µg)	0	Vitamin B_{12}	(µg)	0	Vitamin B_{12}	(µg)	0
Folsäure	(µg)	72	Folsäure	(µg)	26	Folsäure	(µg)	–
Pantothensäure	(mg)	1,15	Pantothensäure	(mg)	0,41	Pantothensäure	(mg)	0,05
Biotin	(µg)	–	Biotin	(µg)	–	Biotin	(µg)	–

MANDEL
mit Schalen

Nährwerte		
Wasser	(g)	1,7
Zucker	(g)	1,6
Stärke	(g)	0
Faserstoffe	(g)	5,3
Gesamtstickstoff	(g)	1,21
Energie	kcal	210
	Kj	865
Eiweiß	(g)	6,3
Fett	(g)	19,8
Kohlenhydrate	(g)	1,6

Mineralien/ Spurenelemente		
Natrium	(mg)	2
Kalium	(mg)	320
Kalzium	(mg)	92
Magnesium	(mg)	95
Phosphor	(mg)	160
Eisen	(mg)	1,6
Kupfer	(mg)	0,05
Zink	(mg)	1,1
Schwefel	(mg)	54
Chlor	(mg)	1

Vitamine		
Vitamin A	(µg)	0
Carotin	(µg)	0
Vitamin D	(µg)	0
Vitamin B_1 (Thiamin)	(mg)	0,09
Vitamin B_2 (Riboflavin)	(mg)	0,34
Niacin (Nicotinsäureamid)	(mg)	0,7
Vitamin C	(mg)	+
Vitamin E	(mg)	7,4
Vitamin B_6	(mg)	0,04
Vitamin B_{12}	(µg)	0
Folsäure	(µg)	36
Pantothensäure	(mg)	0,17
Biotin	(µg)	0,1

MANDEL
Ohne Schale

Nährwerte		
Wasser	(g)	4,7
Zucker	(g)	4,3
Stärke	(g)	0
Faserstoffe	(g)	14,3
Gesamtstickstoff	(g)	3,27
Energie	kcal	565
	kJ	2336
Eiweiß	(g)	16,9
Fett	(g)	53,5
Kohlenhydrate	(g)	4,3

Mineralien/ Spurenelemente		
Natrium	(mg)	6
Kalium	(mg)	860
Kalzium	(mg)	250
Magnesium	(mg)	260
Phosphor	(mg)	440
Eisen	(mg)	4,2
Kupfer	(mg)	0,14
Zink	(mg)	3,1
Schwefel	(mg)	150
Chlor	(mg)	2

Vitamine		
Vitamin A	(µg)	0
Carotin	(µg)	0
Vitamin D	(µg)	0
Vitamin B_1 (Thiamin)	(mg)	0,24
Vitamin B_2 (Riboflavin)	(mg)	0,92
Niacin (Nicotinsäureamid)	(mg)	2,0
Vitamin C	(mg)	+
Vitamin E	(mg)	20,0
Vitamin B_6	(mg)	0,10
Vitamin B_{12}	(µg)	0
Folsäure	(µg)	96
Pantothensäure	(mg)	0,47
Biotin	(µg)	0,4

MARONE
mit Schalen

Nährwerte		
Wasser	(g)	42,8
Zucker	(g)	5,8
Stärke	(g)	24,6
Faserstoffe	(g)	5,7
Gesamtstickstoff	(g)	0,31
Energie	kcal	140
	kJ	595
Eiweiß	(g)	1,6
Fett	(g)	2,2
Kohlenhydrate	(g)	30,4

Mineralien/ Spurenelemente		
Natrium	(mg)	9
Kalium	(mg)	410
Kalzium	(mg)	38
Magnesium	(mg)	74
Phosphor	(mg)	0,9
Eisen	(mg)	0,23
Kupfer	(mg)	–
Zink	(mg)	29
Schwefel	(mg)	24
Chlor	(mg)	12

Vitamine		
Vitamin A	(µg)	0
Carotin	(µg)	0
Vitamin D	(µg)	0
Vitamin B_1 (Thiamin)	(mg)	0,17
Vitamin B_2 (Riboflavin)	(mg)	0,18
Niacin (Nicotinsäureamid)	(mg)	0,2
Vitamin C	(mg)	+
Vitamin E	(mg)	0,4
Vitamin B_6	(mg)	0,27
Vitamin B_{12}	(µg)	0
Folsäure	(µg)	–
Pantothensäure	(mg)	0,39
Biotin	(µg)	1,1

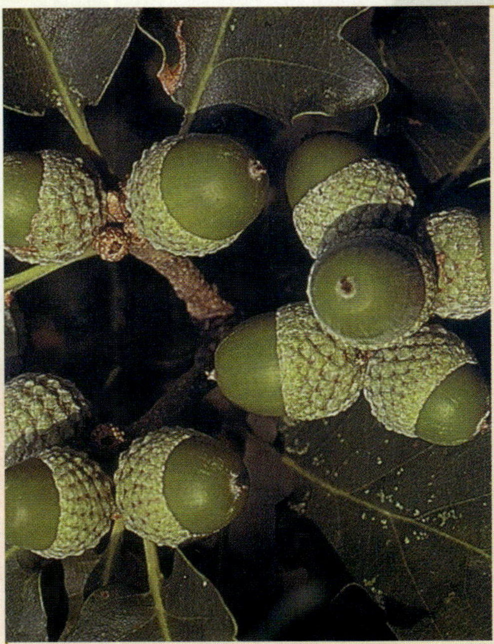

WALNÜSSE
mit Schalen

Nährwerte

Wasser	(g)	15,0
Zucker	(g)	2,0
Stärke	(g)	1,2
Faserstoffe	(g)	3,3
Gesamtstickstoff	(g)	1,28
Energie	kcal	336
	kJ	1388
Eiweiß	(g)	6,8
Fett	(g)	33,0
Kohlenhydrate	(g)	3,2

Mineralien/ Spurenelemente

Natrium	(mg)	2
Kalium	(mg)	440
Kalzium	(mg)	39
Magnesium	(mg)	84
Phosphor	(mg)	330
Eisen	(mg)	1,5
Kupfer	(mg)	0,20
Zink	(mg)	1,9
Schwefel	(mg)	67
Chlor	(mg)	15

Vitamine

Vitamin A	(µg)	0
Carotin	(µg)	0
Vitamin D	(µg)	0
Vitamin B_1 (Thiamin)	(mg)	0,18
Vitamin B_2 (Riboflavin)	(mg)	0,08
Niacin (Nicotinsäureamid)	(mg)	0,6
Vitamin C	(mg)	+
Vitamin E	(mg)	0,5
Vitamin B_6	(mg)	0,47
Vitamin B_{12}	(µg)	0
Folsäure	(µg)	42
Pantothensäure	(mg)	0,58
Biotin	(µg)	1,3

MARONE
ohne Schalen

Nährwerte

Wasser	(g)	51,7
Zucker	(g)	7,0
Stärke	(g)	29,6
Faserstoffe	(g)	6,8
Gesamtstickstoff	(g)	0,37
Energie	kcal	170
	kJ	720
Eiweiß	(g)	2,0
Fett	(g)	2,7
Kohlenhydrate	(g)	39,6

Mineralien/ Spurenelemente

Natrium	(mg)	11
Kalium	(mg)	500
Kalzium	(mg)	46
Magnesium	(mg)	33
Phosphor	(mg)	74
Eisen	(mg)	0,9
Kupfer	(mg)	0,23
Zink	(mg)	–
Schwefel	(mg)	29
Chlor	(mg)	15

Vitamine

Vitamin A	(µg)	0
Carotin	(µg)	0
Vitamin D	(µg)	0
Vitamin B_1 (Thiamin)	(mg)	0,20
Vitamin B_2 (Riboflavin)	(mg)	0,22
Niacin (Nicotinsäureamid)	(mg)	0,2
Vitamin C	(mg)	+
Vitamin E	(mg)	0,5
Vitamin B_6	(mg)	0,33
Vitamin B_{12}	(µg)	0
Folsäure	(µg)	–
Pantothensäure	(mg)	0,47
Biotin	(µg)	1,3

WALNÜSSE
ohne Schalen

Nährwerte		
Wasser	(g)	23,5
Zucker	(g)	3,2
Stärke	(g)	1,8
Faserstoffe	(g)	5,2
Gesamtstickstoff	(g)	2,00
Energie	kcal	525
	kJ	2166
Eiweiß	(g)	10,6
Fett	(g)	51,5
Kohlenhydrate	(g)	5,0

Mineralien/ Spurenelemente		
Natrium	(mg)	3
Kalium	(mg)	690
Kalzium	(mg)	6[illegible]
Magnesium	(mg)	130
Phosphor	(mg)	510
Eisen	(mg)	2,4
Kupfer	(mg)	0,31
Zink	(mg)	3,0
Schwefel	(mg)	100
Chlor	(mg)	23

Vitamine		
Vitamin A	(µg)	0
Carotin	(µg)	0
Vitamin D	(µg)	0
Vitamin B_1 (Thiamin)	(mg)	0,30
Vitamin B_2 (Riboflavin)	(mg)	0,13
Niacin (Nicotinsäureamid)	(mg)	1,0
Vitamin C	(mg)	+
Vitamin E	(mg)	0,8
Vitamin B_6	(mg)	0,73
Vitamin B_{12}	(µg)	0
Folsäure	(µg)	66
Pantothensäure	(mg)	0,90
Biotin	(µg)	2,0

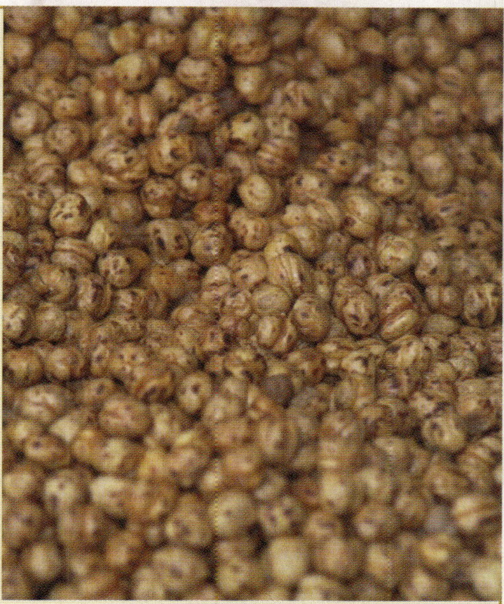

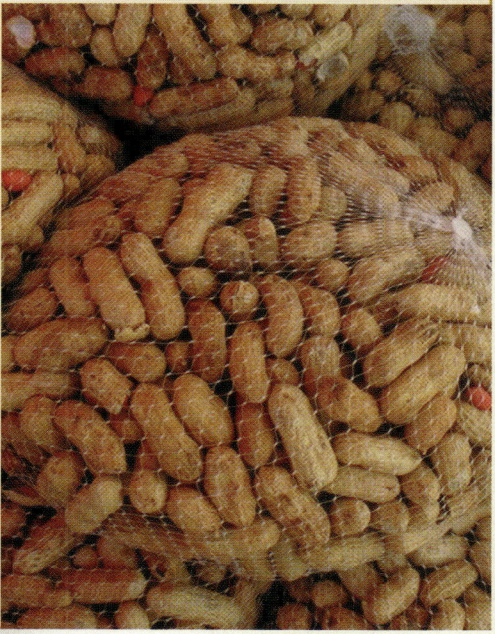

NÄHRWERTTABELLE

Autoren und Redaktion
Prof. Dr. med. J. P. Schadé (Herausgeber)
Prof. Dr. H. Jongkind, Prof. Dr. med. H. Krayenbühl, Prof. Dr. med. J. Noseda
Dr. pharm. F. Alltag, Dr. H. Giessen, Apotheker

Unter Mitarbeit von Autoren und Redaktoren der
- Complete Encyclopedia of Medicine & Health (2006)
- Encyclopédie Médecine & Santé (2004)
- De Grote Medische Encyclopedie (2007)

Wissenschaftliche Beratung
Prof. Dr. med. J. Bossy, Prof. Dr. med. F. Derom, Prof. Dr. K. Heinkel, Prof. Dr. med. H. Kakahi, Prof. Dr. med. S. Obrador, Prof. Dr. H. Pletscher, Prof. Dr. med. S. Ullberg

Forschung
Dr. med V. Anderson, Thomas Baumann, N. Duyn, Alessandra Frank, Lara Gaemperli, Dr. H. Houtzager, V. Rsedon Khangsar, Rolf Rueedi

DTP Studio
Irma Weima, www.escape-dtp.nl

Copyright
Genehmigte Sonderausgabe für Universo
Universo ist ein Imprint des
Karl Müller Verlages – Silag Media AG, Liebigstr. 1, 40764 Langenfeld

Gesundheit zum Nachschlagen und weitere Tipps unter:

www.Tipp-Gesundheit.com